Dharmesh Tewari
V. K. Singh
Sachin Gautam

Princípios da nutrição animal e da tecnologia dos alimentos para animais

Dharmesh Tewari
V. K. Singh
Sachin Gautam

Princípios da nutrição animal e da tecnologia dos alimentos para animais

Manual prático

ScienciaScripts

Imprint

Any brand names and product names mentioned in this book are subject to trademark, brand or patent protection and are trademarks or registered trademarks of their respective holders. The use of brand names, product names, common names, trade names, product descriptions etc. even without a particular marking in this work is in no way to be construed to mean that such names may be regarded as unrestricted in respect of trademark and brand protection legislation and could thus be used by anyone.

Cover image: www.ingimage.com

This book is a translation from the original published under ISBN 978-620-6-78680-1.

Publisher:
Sciencia Scripts
is a trademark of
Dodo Books Indian Ocean Ltd. and OmniScriptum S.R.L publishing group

120 High Road, East Finchley, London, N2 9ED, United Kingdom
Str. Armeneasca 28/1, office 1, Chisinau MD-2012, Republic of Moldova, Europe
Printed at: see last page
ISBN: 978-620-7-70581-8

Conteúdo

PREFÁCIO

Este livro "Principles of Animal Nutrition & Feed Technology (Practical Manual)" aborda os conhecimentos básicos de alimentos para animais e forragens, a sua classificação, análise proximal, análise de fibras, estimativa de factores tóxicos, digestibilidade de diferentes nutrientes, etc. Este livro abrange todo o conteúdo do curso estabelecido pelo Conselho Veterinário da Índia, Nova Deli, Índia, para estudantes profissionais de B.V.Sc. e A.H.. Espera-se que a implementação dos novos programas curriculares reestruturados desenvolva a carteira de conhecimentos e competências dos estudantes, de modo a aumentar a sua empregabilidade e comercialização como prestadores de serviços múltiplos com competências práticas e conhecimentos abrangentes de toda a área temática.

O objetivo deste manual é estabelecer uma base sólida para o conhecimento básico dos nutrientes presentes em alimentos para animais e forragens e vários métodos utilizados para a transformação de alimentos para animais. Vários livros e manuais padrão sobre o assunto foram livremente consultados e a ajuda é reconhecida com gratidão. O livro será útil para todos os estudantes de licenciatura e pós-graduação, investigadores, professores e pessoal da indústria relacionado com as disciplinas de ciência animal. Os autores também agradecem sinceramente a todos os funcionários superiores pelas suas valiosas sugestões durante a preparação do manual. Os cientistas, professores e estudantes apreciarão as sugestões de melhoramento deste manuscrito.

Dharmesh Tewari V. K. Singh Sachin Gautam

1. PRECAUÇÕES NO LABORATÓRIO DE NUTRIÇÃO ANIMAL

Durante o trabalho no laboratório de nutrição animal, devem ser tomadas as seguintes precauções:

> *Estar atento, ativo e cuidadoso no laboratório.*

> *O chão do laboratório, as mesas de trabalho e os lavatórios devem ser mantidos arrumados e limpos, bem ventilados e equipados com uma ventoinha de exaustão para eliminar gases, fumos e fumaça indesejados.*

> *Devem ser usadas luvas de proteção, avental, calçado de segurança e óculos de proteção para evitar acidentes com produtos químicos, derrames ou salpicos.*

> *Armazenar os produtos químicos e o material de vidro por ordem alfabética em armários ou alimárias bem protegidos. Os frascos que contêm produtos químicos de natureza líquida devem ser guardados na prateleira mais baixa e os produtos químicos sólidos na prateleira superior da estante.*

> *Os reagentes devem ser devidamente rotulados com a data de preparação antes de serem colocados na prateleira.*

> *Durante o trabalho na sala de digestão de Kjeldahl, utilizar uma máscara de proteção contra fumos para evitar a inalação de fumos de dióxido de enxofre altamente irritantes.*

> *As garrafas de água destilada devem ser mantidas bem rolhadas para evitar a absorção de gases atmosféricos.*

> *Adicionar sempre o ácido à água lentamente a partir dos lados do recipiente perto do lava-loiça, nunca se deve adicionar água ao ácido.*

> *Lavar sempre o exterior do frasco de ácido com água antes de o abrir. Não colocar a rolha na bancada onde alguém possa entrar em contacto com os resíduos de ácido.*

> *Ao abrir as garrafas de licor de amoníaco, especialmente durante a época de verão, arrefecê-las durante algum tempo no congelador para evitar um jato repentino ou a acumulação de gás de amoníaco na garrafa.*

> *Regular a balança e verificar a oscilação dos pratos antes de utilizar as balanças analíticas. Após a utilização, o prato e a plataforma da balança devem ser limpos com uma escova, caso se verifique qualquer derrame de produtos químicos, amostras, etc., pesados.*

> *Deve ser feito um registo adequado da utilização de equipamento especial no livro de registo destinado a esse fim, indicando a data, a hora e o estado do equipamento.*

> *Todos os papéis de filtro usados e outros materiais devem ser depositados em cestos de lixo.*

> *Nunca beber de um copo. Um copo deixado especificamente para beber é uma ameaça para o laboratório. Não provar os produtos químicos para os identificar. Cheirar os produtos químicos apenas quando necessário e apenas através da inalação de uma pequena quantidade de vapor em direção ao nariz.*

> *Evitar pipetar com a boca, especialmente quando se utilizam ácidos concentrados, álcalis ou materiais potencialmente perigosos do ponto de vista biológico. Utilizar meios mecânicos, como um bolbo de borracha ou um dispensador automático.*

> *Trabalhar sempre na empresa durante as horas extraordinárias.*

> *Deve ser proibido fumar nas instalações laboratoriais para evitar a ocorrência de um incêndio acidental provocado por produtos químicos altamente inflamáveis.*

> *Todas as observações devem ser registadas, pelo menos, em duplicado.*

> *Nunca soprar a solução deixada na ponta da pipeta e a introdução do reagente na pipeta deve ser uniforme, com um tempo adequado, variando de 10 a 30 segundos para quantidades de 2 a 50 ml.*

> *Em caso de sucção acidental de ácidos, a boca deve ser lavada rapidamente com água ou com uma solução fraca de bicarbonato de sódio.*

> *Os derrames de ácidos e álcalis nas mesas de trabalho, no chão e no vestuário devem ser cuidadosamente lavados com água, depois de devidamente neutralizados com um álcali fraco, no caso dos ácidos, e com um ácido fraco, no caso dos álcalis.*

> *Utilizar sempre água destilada em vidro durante a análise dos*

minerais.

> *O ácido sulfúrico comercial só deve ser utilizado para a digestão de amostras destinadas à estimativa de azoto ou de proteínas.*

> *Não é necessário utilizar água destilada durante a preparação do volume da amostra digerida para a estimativa das proteínas e durante a análise da fibra bruta.*

> *Utilizar sempre reagentes e indicadores preparados pelo próprio.*

> *Considerar o menisco inferior para as soluções límpidas e incolores e o menisco superior para as soluções coradas, registando as observações com a ajuda de instrumentos de medição.*

> *Durante o arrefecimento das amostras num exsicador, a tampa deve ser deslocada para deixar um pequeno espaço, que pode ser fechado após o arrefecimento completo.*

> *Não ligar os ventiladores durante a descarbonização de uma amostra para incineração. Ligar o exaustor durante a descarbonização e durante o manuseamento de ácidos fumegantes e outros produtos químicos.*

> *Manter sempre as amostras descarbonizadas num recipiente fechado, como dessecadores, durante o transporte para a mufla, caso contrário, sendo leve, o material na bacia de sílica pode ser deslocado devido ao movimento do ar exterior.*

> *Os ácidos e os álcalis são mantidos separadamente, afastados uns dos outros.*

> *Os frascos que contêm hidróxido de potássio e de sódio e as respectivas soluções não devem ser rolhados com rolha de vidro, devido ao seu carácter pegajoso, que é difícil de abrir sem partir o gargalo do frasco.*

> *A solução de hidróxido de sódio deve ser preparada a frio devido à produção de calor considerável.*

> *Não deve haver qualquer chama na área circundante do solvente orgânico.*

> *Qualquer composto de reagente que contenha amoníaco volátil não deve ser aberto num local onde se encontrem amostras digeridas com ácido sulfúrico para a determinação do azoto, uma vez que o ácido sulfúrico absorve o amoníaco.*

> *Utilizar pinças ou luvas de amianto para retirar todos os objectos de vidro do calor. O vidro quente pode causar queimaduras graves.*

> *Para evitar quebras ao fixar o material de vidro, não permitir o contacto vidro-metal e não utilizar força excessiva para apertar as pinças.*

> *Não olhar para dentro de um Kjeldahl que esteja a ser aquecido e não manter a extremidade aberta virada para outra pessoa. Uma reação pode provocar a projeção do conteúdo e causar ferimentos.*

> *Quando utilizar equipamentos eléctricos, certifique-se de que os fios e as fichas estão em boas condições. Nunca manusear a ligação eléctrica com as mãos húmidas.*

Perguntas:

1. Escrever o nome e a utilização de dez instrumentos e/ou objectos de vidro importantes, habitualmente utilizados no laboratório de nutrição animal.

2. LIMPEZA E SECAGEM DE OBJECTOS DE VIDRO

Só é possível obter bons resultados experimentais se se utilizarem objectos de vidro devidamente limpos. Para uma limpeza correcta, devem ser tidos em conta os seguintes pontos

> *A maior parte do material de vidro tem uma reação ligeiramente alcalina. Para testes químicos de precisão, o material de vidro novo deve ser mergulhado várias horas em água ácida (solução a 1% de ácido clorídrico ou ácido nítrico) antes de ser lavado.*

> *Se o vidro ficar demasiado turvo ou sujo ou se contiver matéria orgânica coagulada, deve ser limpo com uma solução de limpeza de ácido crómico. O dicromato deve ser manuseado com extremo cuidado, pois é um poderoso corrosivo.*

> *Lavar os objectos de vidro o mais rapidamente possível após a sua utilização, mas se for inevitável um atraso, os objectos devem ser deixados de molho em água.*

> *O material de vidro comum deve ser cuidadosamente limpo com soda ou qualquer outro detergente, seguido de lavagem com água da torneira e enxaguamento com água destilada. Durante a limpeza, deve ter-se o cuidado de remover eventuais marcas anteriores no material de vidro.*

> *Deve ser utilizada água quente com os detergentes recomendados e, se o vidro estiver excecionalmente sujo, pode ser aplicado um pó de limpeza com uma ação abrasiva suave para não riscar a superfície.*

> *Durante a lavagem, todas as partes do artigo devem ser cuidadosamente esfregadas com uma escova selecionada de acordo com a forma e o tamanho do objeto de vidro. As escovas devem estar sempre em boas condições para evitar qualquer abrasão do objeto de vidro.*

> *É imperativo que todos os detergentes e outros fluidos de limpeza sejam removidos dos objectos de vidro antes da sua utilização. Assim, após a limpeza, os artigos devem ser lavados com água da torneira 6-7 vezes e enxaguados com água destilada 2-3 vezes.*

> *Se algumas partículas sólidas aderirem à parede do recipiente e não*

puderem ser removidas, introduzir pequenos pedaços de papel no recipiente, adicionar água morna, agitar vigorosamente a mistura e depois lavar.

> *A limpeza dos frascos de óleo, utilizados para a determinação do extrato etéreo, deve ser efectuada através de uma ligeira fervura com uma solução alcalina diluída (NaOH), seguida do mesmo procedimento adaptado à limpeza do material de vidro comum. No entanto, deve ter-se o cuidado de não utilizar qualquer escova para limpar o interior do frasco, para evitar a formação de riscos.*

> *A deposição de minerais pode ser removida através da utilização de ácido mineral (HCl) e os seus sais através de ácido sulfúrico.*

> *Lave as pipetas, mantendo as suas pontas para baixo num cilindro ou num frasco alto com água, imediatamente após a utilização. Não as deixe cair no frasco, uma vez que isso pode partir ou lascar as pontas e tornar as pipetas inúteis para medições exactas. Uma almofada de algodão ou lã de vidro no fundo do frasco ajudará a evitar a quebra das pontas. Certifique-se de que o nível da água é suficientemente alto para mergulhar a maior parte ou a totalidade de cada pipeta. Numa altura conveniente, as pipetas podem então ser drenadas e colocadas num cilindro de frasco com detergente dissolvido ou, se estiverem excecionalmente sujas, num frasco com solução de limpeza de ácido crómico. Depois de mergulhadas durante várias horas, ou durante a noite, escorrer as pipetas e passar água da torneira por cima e através delas até eliminar todos os vestígios de sujidade. Colocar as pipetas de molho em água destilada durante pelo menos uma hora.*

> *Lavar as buretas com detergente e água depois de retirar a chave da torneira. Enxaguar com água da torneira até remover toda a sujidade. Em seguida, enxaguar com água destilada e secar. Lavar a chave da torneira separadamente. Antes de substituir a chave da torneira na bureta, lubrifique a junta com uma pequena quantidade de lubrificante. Não esquecer que as chaves da torneira da bureta não são intermutáveis. Cobrir sempre as buretas quando não estão a ser utilizadas.*

Para uma limpeza completa, podem ser utilizadas as seguintes soluções:

> *Solução de sabão quente*

> *Solução concentrada e morna de carbonato de sódio*

> *Solução alcalina quente de permanganato de potássio - Preparada dissolvendo 5 g de permanganato de potássio em 100 ml de solução quente de hidróxido de sódio (10%).*

> *Solução de ácido crómico - Preparada por dissolução de 60 g de dicromato de potássio em 300 ml de água da torneira, com agitação e ebulição, à qual se adicionam cerca de 450 ml de ácido sulfúrico comercial*

lentamente após arrefecimento.

Secagem de objectos de vidro

1. Os objectos de vidro comuns podem ser secos em estufa de ar quente a baixa temperatura (70º - 80º C).

2. Os objectos de vidro graduados (pipetas, buretas, provetas, balões volumétricos, etc.) nunca devem ser secos em estufa de ar quente, pois a temperatura elevada alteraria o volume para o qual foram graduados. A bureta é seca mantendo-a no suporte para baixo. Do mesmo modo, as pipetas são secas mantendo-as no suporte.

Perguntas:

1. Enumerar o nome das soluções que são habitualmente utilizadas no laboratório de nutrição animal para limpar as vidrarias.

2. Como é que se limpam os objectos de vidro comuns?

3. Como é que se limpam os frascos de óleo?

4. Como é que se limpam as pipetas e as buretas?

5. Como secar os objectos de vidro após a lavagem?

3. TERMOS LABORATORIAIS E SUA DEFINIÇÃO

> **Solução** - *Solução é uma mistura homogénea de duas ou mais substâncias puras cuja composição pode ser alterada dentro de certos limites.*

> **Solvente e Soluto** - *Solvente é o componente da solução cujo estado físico é o mesmo da solução resultante, enquanto o outro componente é chamado de soluto. Quando ambos os componentes têm o mesmo estado físico que o da solução, então o componente em excesso é chamado de solvente e o outro de soluto.*

> **Concentração** - *A quantidade de soluto dissolvido numa unidade de volume de solvente é designada por concentração.*

> **Resistência da solução** - *Indica o número de gramas de uma substância dissolvida em 1000 ml de uma solução. A concentração é expressa em g/l ou em normalidade (N).*

> **Solução padrão** - *Uma solução de concentração conhecida com exatidão é designada por solução padrão.*

> **Solução padrão primária** - *Uma solução padrão que não necessita de padronização, por exemplo, $N/7$ Na_2CO_3, $N/10$ Ácido oxálico, 2,04 N Na_2CO_3. Utilizada para a padronização de soluções de concentração desconhecida.*

> **Percentagem em massa** - *Número de partes em massa de soluto por cem partes em massa de solução. Por exemplo, uma solução a 5% significa que 100 g de solução contêm 5 g de soluto.*

$$\text{Percentagem em massa} = \frac{\text{Massa de soluto (g)}}{\text{Massa (g) de soluto + solvente}} \times 100$$

> **Percentagem de volume** - *Número de partes em volume de soluto por cem partes em volume de solução.*

$$\text{Percentagem de volume} = \frac{\text{Volume do soluto (ml)}}{\text{Massa (ml) de soluto + solvente}} \times 100$$

> **Peso** equivalente - *Um peso equivalente de uma substância é o peso equivalente em poder de reação a um átomo de hidrogénio. O peso*

equivalente em gramas é o peso equivalente expresso em gramas ou é o peso equivalente em poder de reação a um átomo de um grama (1,00797g) de hidrogénio.

$$\text{Peso equivalente de ácido} = \frac{\text{Peso molecular}}{\text{Basicidade}}$$

Por outro lado, a basicidade de um ácido é equivalente ao número de iões de hidrogénio substituíveis numa molécula de ácido.

$$\text{Eq. wt. da base} = \frac{\text{Peso molecular}}{\text{Acidez}}$$

Por outro lado, a acidez de uma base é equivalente ao número de grupos hidroxilo substituíveis numa molécula de base.

> Normalidade - *Número de gramas equivalentes do soluto dissolvido por litro de solução. É representado por "N".*

$$\text{Normalidade (N)} = \frac{\text{Equivalente grama de soluto}}{\text{Volume da solução em litros}}$$

$$\text{Normalidade (N)} = \frac{\text{Massa do soluto em gramas}}{\text{(Massa equivalente em gramas de soluto) X (Vol. de solução)}}$$

> Solução normal - *Uma solução com normalidade igual a um é designada por solução normal. Esta solução contém um grama equivalente de soluto por litro de solução.*

> Molaridade - *Número de gramas moles do soluto dissolvido por litro de solução. É representado por "M".*

$$\text{Molaridade (M)} = \frac{\text{Gram moles de soluto}}{\text{Volume da solução em litros}}$$

$$\text{Molaridade (M)} = \frac{\text{Massa do soluto em gramas}}{\text{Massa molecular em gramas do soluto X Vol. da solução em litros}}$$

> Solução molar - *Uma solução com molaridade um é designada por solução molar. Esta solução contém uma mole de soluto por litro de solução. É expressa em moles por litro. Tanto a molaridade como a normalidade alteram-se com a mudança de temperatura.*

$$\text{Normalidade} = \text{Molaridade X} \frac{\text{Massa molecular (soluto)}}{}$$

$$Normalidade = \frac{Massa\ equivalente\ (soluto)}{}$$

Normalidade = Molaridade X basicidade do ácido

Normalidade = Molaridade X Acidez da base

> **Molalidade** - *Número de gramas-moles do soluto dissolvido em 1000g (1 kg) do solvente. É representado por "m*

$$Molalidade\ (m) = \frac{Gram\ moles\ de\ soluto}{Massa\ de\ solvente\ (kg)}$$

$$Molalidade\ (m) = \frac{Massa\ de\ soluto\ (g)}{Massa\ molecular\ em\ gramas\ do\ soluto\ X\ Massa\ do\ solvente\ (kg)}$$

> **Solução molar** - *Uma solução que contém um mol de soluto por 1000 g de solvente e é expressa em moles por quilograma (mol/kg). A molalidade de uma solução não varia com a temperatura.*

> **Fração molar** - *É a razão entre o número de moles de um componente e o número total de moles de um componente e o número total de moles de todos os componentes (solvente e soluto) presentes na solução. É designada por "X". A fração molar também é independente da temperatura.*

> **Partes por milhão (ppm)** - *É o número de partes em massa de soluto por milhão de partes em massa da solução e é abreviado como 'ppm'.*

$$Partes\ por\ milhão\ (ppm) = \frac{Massa\ do\ soluto}{Massa\ da\ solução}\ X\ 10^6$$

> **Titulação** - *A adição de uma solução de concentração conhecida a outra para completar a reação é conhecida como titulação. Uma vez que o volume de uma solução de concentração desconhecida é medido, também é conhecido como análise volumétrica.*

> **Título** - *O título é o peso do soluto contido num ml de solução ou o peso de qualquer substância que reaja com ou equivalente a um ml de solução.*

> **Ponto estequiométrico** - *O ponto estequiométrico é um ponto de equivalência no qual foi adicionado um equivalente da substância que reage, independentemente do tipo de reação envolvida.*

> **Ponto final** - *O ponto final de uma titulação ácido-alcalina é o ponto em que a titulação é interrompida, sendo indicado pela mudança de cor*

do indicador específico utilizado.

As seguintes soluções primárias e secundárias normalizadas, com diferentes rácios e percentagens, são normalmente necessárias para a análise de vários princípios proximais e de alguns minerais importantes.

Soluções normais		Percentagem Soluções	Rácio Soluções	Saturado Soluções
Primário Normas	**Secundário Normas**			
$N/7$ $N(_{i2}C'O_{:;}$	$N/7$ H_2SO_4	2% HNO_3	1:4 H_2SO_4	Saturado amónio oxalato
$N/10$ Oxálico ácido	$N/7$ HNO_3	3% KNO_3	1:2 HCl	
$2.04N$ Na_2CO_3	$N/7$ $NaOH$	2% Bórico ácido	Licor 1:4 amoníaco	
	$N/10$ $KMnO_4$	40% $NaOH$		
	$2.04N$ H_2SO_4	20% Amónio molibdato		
	$2.50N$ $NaOH$			

Perguntas:

1. *Definir os seguintes elementos:*
a. *Soluções standard*
b. *Soluções padrão primárias*
c. *Molaridade*
d. *Normalidade*
e. *Ponto final*

4. INDICADORES E SUA PREPARAÇÃO

Indicador é uma substância que indica o estado físico-químico de uma reação. Podem ser indicadores internos, externos ou auto-indicadores. Na sua maioria, são compostos orgânicos de elevado peso molecular. Quando dissolvidos em água ou em qualquer outro solvente adequado, comportam-se como um ácido fraco ou uma base fraca. O indicador básico possui um catião colorido e o indicador ácido possui um anião colorido.

Indicadores importantes utilizados na análise titrimétrica:

S. Não .	Indicador	Gama de pH	Titulação	Cor em meio ácido	Cor em Basic medium
1.	Laranja de metilo	3.1 4.4	Ácido forte e base forte/ Ácido fraco& Base fraca/ Ácido forte e base fraca	Vermelho alaranjado	Amarelo alaranjado
2.	Vermelho de metilo	4.2 6.2	Ácido forte e base fraca	Vermelho	Amarelo
3.	Fenolft alein	8. 2-10	Ácido forte e base forte/ Ácido fraco& Base sólida	Incolor	Cor-de-rosa
4.	Bromocres ou verde	3.6 5.2	Ácido fraco& Base fraca	Amarelo	Azul

Preparação do indicador

Os indicadores são preparados dissolvendo a quantidade necessária de indicador num solvente adequado, misturando cuidadosamente com a ajuda de um almofariz e pilão, seguido de filtração através de papel de filtro Whatman n.º 1. Armazenar os indicadores em frascos limpos para utilização posterior.

Laranja de metilo	0,1g em 100ml de água destilada
Vermelho de metilo	0,2 g em 100 ml de álcool (95 - 96%)
Fenolftaleína	1,0 g em 110 ml de álcool (95 - 96%) e 90 ml de água destilada

Tashiro's indicador	Adicionar 10 ml de vermelho de metilo e verde de bromocresol a 1000 ml de ácido bórico a 2%.

> Auto-indicador - *Os auto-indicadores são aqueles cuja adição em excesso altera a cor e indica o ponto final, por exemplo, permanganato de potássio - titulação de ácido oxálico. Aqui, a adição excessiva de permanganato de potássio altera a cor e indica o ponto final.*

Tipos de reacções em titrimetria

I. *Reação de neutralização - A reação de um ácido com uma base é designada por neutralização.*

II. *Acidimetria - A acidimetria é uma reação em que a quantidade de base numa amostra é determinada por titulação com um ácido padrão.*

III. *Alcalimetria - A alcalimetria é a medição do ácido numa amostra por titulação com um álcali padrão.*

IV. *Reacções de precipitação e complexação - Baseiam-se nas reacções que resultam na formação de um precipitado solúvel, como a titulação de nitrato de prata e cloreto de sódio utilizando cromato de potássio como indicador, a titulação de nitrato de prata e tiocinato de potássio ou de amónio utilizando sulfato férrico de amónio como indicador.*

A titulação complexométrica baseia-se na formação de complexos estáveis solúveis em água, por exemplo, a titulação de sais de cálcio e magnésio com EDTA dissódico, utilizando o negro de ericómio como indicador.

V. *Reação de oxidação-redução - A titulação é utilizada principalmente para a determinação quantitativa de agentes oxidantes e redutores, como a titulação do permanganato de potássio e do ácido oxálico; neste caso, o próprio permanganato de potássio actua como indicador. Titulação do tiossulfato de sódio e do iodo utilizando o amido como indicador (método iodométrico).*

Relações matemáticas em titrimetria

I. *Volume X Normalidade = Peso equivalente em gramas*

II. *Volume do conhecido X Normalidade do conhecido = Volume do desconhecido X Normalidade do desconhecido*

$V_1 \times N_1 = V_2 \times N_2$

Substância Gram

III. *Volume X Normalidade =*
Equivalente em gramas da mesma substância

Perguntas:

1. *Enumerar o nome dos indicadores utilizados para a preparação das seguintes soluções:*

a. H_2SO_4
b. HNO_3
c. *NaOH*

2. *Como é que vais preparar o indicador do Tashiro?*

5. CLASSIFICAÇÃO DOS ALIMENTOS PARA ANIMAIS

Alimentos grosseiros

Alimentos constituídos por plantas ou partes de plantas volumosas e com curso, com elevado teor de fibras e baixo teor de nutrientes digeríveis totais, arbitrariamente definidos como alimentos com mais de 18% de FCO e 60% de NDT.

Concentrados

Uma classificação geral de alimentos para animais com elevado teor de NFE e TDN mas

Os alimentos grosseiros são de três tipos

> *Tipo de manutenção: DCP-3-5%, por exemplo, não leguminosas, culturas de cereais e respetivo feno.*

> *Tipo sem manutenção: DCP inferior a -3%, por exemplo, palhas e palha*

> *Tipo de produção: DCP superior a 5%, por exemplo, leguminosas forrageiras e feno.*

Material de alimentação

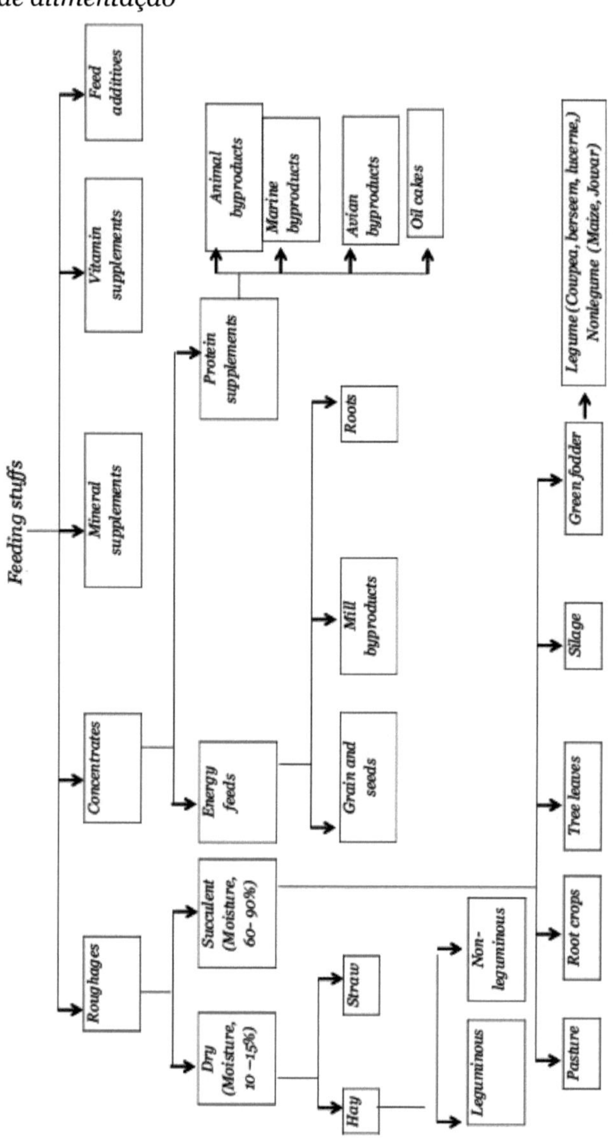

Alimentos para animais	**Observação**
Alimentos ásperos	Mais de 18% de CF e menos de 60% de TDN
1. Alimentos grosseiros secos	Humidade; 10-15%
1.1. Feno	Culturas verdes conservadas. Nesta humidade é reduzido até 15-20% para inibir a ação das plantas e dos micróbios enzimas.
1.1.1. Leguminosas	
> Lucerna	DCP-14-15%
> Berseem	TDN-50%
> Feijão-frade	
1.1.2. Não leguminosas	
> Gramíneas	PC - 5-7%
	TDN - 45%
1.2. Palha	Mais pobres em proteínas e com maior percentagem de fibra bruta. pobre em fósforo, cálcio, oligoelementos, mas rico em sílica.
1.2.1. Palhinhas de cereais	
> Palha de trigo	DCP-Zero
> Palha de arroz	
	TDN- 35-40%
1.2.2. Palhetas de impulsos	
> Palhinhas de Moong	DCP-2-3%
> Palhinhas de urad	
	TDN-30-40%
> Palhinhas de grama	
> Palhinhas de masoor	
2. Alimentos para suculentas	Humidade; 60-90%
2.1. Pastagens	Conveniente e económico para a manutenção de gado de grande porte. As gramíneas jovens de crescimento rápido são altamente palatáveis e ricas em proteínas.

2.2   Forragens cultivadas

Culturas

2.2.1. Leguminosas

> Ervilha-de-vaca (Vigna

unguiculata).
> Feijão de cluster (Cyamopsis

psoraloides)
> Barseem

(Trifolium

alexandrium)

> Lucerna

(Medicago sativa)

2.2.2. Não leguminosas

> Jowar
(Sorghum vulgare)

> Milho

(Zea mays)

> Erva do Sudão
            (Sorgo
sudanensis)

Leguminosas Kharif

Em base fresca:

DCP- 2-3%

TDN- 10%

Colheita Rabi, em fresco DCP- 2,5-3%,   TDN-12%

Grande proporção de Ca e P. Devido ao baixo teor de P,

Em quantidades elevadas, a alimentação produz inchaço.

Forragens para a Quharifa

Em base fresca

DCP- 0,5-1%

TDN- 11- 15%
(Exceto milho - DCP-1%, TDN-17%).
Variedade melhorada de bajra(

Pennisetum typihoideus)-I.C.-2291-DCP-

2,5% (desenvolvido pelo ICAR)

> *Relva de Napier*   PC -10 -12%

   (Pennisetum urpeureum)

> *Nápier híbrido*

erva (cruzamento de

napier e bajra)

> *Erva-da-índia*

(Panicum

máximo)

> *Erva paraense*

   (Bracharia mutica)
   Folhas de árvores

2.3.

   > *JharberiUtilizado   para a alimentação de ovelhas e cabras.*
   (Zizyphus   *Adequado para a manutenção do gado*

   numlaria)   *durante o período de crise forrageira*

   > *Katchnar*

   (Bauhinia varigata)

   > *Pipal*

   (Ficus religiosa)

   > *Babul*

   (Acacia Arabica)

   > *Bel*

(Aegle marbelos

2.4 Culturas de raízes

> *Tapioca*   *Elevado teor de humidade (75-92%) e
                     relativamente baixo teor de fibra bruta (5-*

(Mannihot

utilissma)

Concentrados

1. *Grãos e sementes*

> Milho *ou Milho*

> *Cevada*

(Hordeum vulgare)

> *Aveia*

(Avena sativa)

> *Sorgo*

(Sorghum vulgare)

11%)

Menos de 18% CF com baixa humidade

NFE e TDN elevados e CF baixo

DCP-8-12%, deficiente em lisina e metionina, Vit-D e cálcio, mas rico em fósforo (0,3-0,5%) e Vit-E.
O grão mais palatável e popular para a alimentação do gado e das aves. 65% de amido, 85- 90%TDN, 10% DCP. Deficiente em triptofano e lisina. Dois tipos de proteínas:

a.   *Zeína - no endosperma*

b.   *Glutelina do milho - menor quantidade tanto no endosperma como na goma, melhor fonte de triptofano e lisina.*

Milho amarelo - tem um teor apreciável de caroteno.

Extremamente baixo em Ca, deficiente em vit-B12 mas razoável em teor de fósforo.

*Novas variedades **Opaque-2** (Alta lisina conteúdo)*

***Flowry-2** (aumento de metionina e lisina)*

CF- 7% ,CP- 8-12%

1

CF- 10-12%, TDN 71%

Ligeiramente mais rico em proteínas e pobre em óleo

do que o milho

> *Bajra*   *CP - 8-12%, rico em taninos*

(Pennisetum typhoides)

2. Subprodutos do moinho

2.1.	*Farelo*	*Revestimento exterior grosseiro (pericarpo) de grãos separados durante a transformação, por exemplo, sêmea de arroz, sêmea de trigo, sêmea de milho.*
		Sêmea de arroz - PC- 14%, CF- menos de 14%
2.2.	*Farinha*	*Farinha mole de cereais finamente moída. São constituídas principalmente por glúten e amido do endosperma.*
		CF- 1-1,5%,CP- 16%
2.3.	*Germe*	*Embrião de qualquer semente. A farinha de gérmen de trigo tem CP- 25% e CF- 7%*
2.4.	*Glúten*	*Quando o gérmen é lavado para remover o amido, uma substância dura, viscosa e nitrogenada*
		O glúten é o nome dado aos restos mortais. Por exemplo, glúten de milho, glúten de sorgo, CP 25-45%, CF 48%
2.5.	*Grumos*	*Grãos de que foram extraídas as cascas*
		removido CP 8-16%, CF 1-3%
2.6.	*Cascos*	*Revestimento exterior dos grãos.*
2.7.	*Rebentos de malte*	*Subproduto da transformação de licores. Rebentos de cevada, CP 24%.*
2.8.	*Refeição*	*Ingredientes para alimentação animal cuja dimensão das partículas é superior à da farinha.*
		Em farinha de milho e de aveia - PC 9-18%, CF 3-10%
2.9.	*Sêmeas*	*Subprodutos de moinhos de farinha, constituídos por várias proporções de sêmea, endosperma e gérmen*
		Deficiente em Ca, caroteno e Vit D
		CP 15-20%, CF 4-8%
2.10.	*Polimento*	*Polaco de grãos de arroz após remoção da casca e do farelo. Excelente fonte de energia e de vitaminas*

		do complexo B

2.11.	*Cão vermelho*	*PC 10-15%, Gordura 12%, CF 3-4%* *O subproduto da moagem do trigo de primavera consiste essencialmente na aleurona com uma pequena quantidade de farinha e partículas finas de farelo.*
2.12.	*Calções*	*O subproduto da moagem de farinha é constituído por sêmea e gérmen, camada de aleurona e fibra grosseira*
2.13.	*Melaço*	*CP 17-20%, CF 6-7%* *Subproduto da indústria açucareira, Proteína-3%,* *Cinzas-10%*

Excelente fonte   de   minerais   , exceto

fósforo.

3. Raízes e tubérculos	*Têm um elevado teor de humidade (80-90%), baixo teor de PC, alto teor de NPN e baixo teor de Ca e P. Na Índia, apenas os tubérculos de mandioca são utilizados para a alimentação do gado.*

> *Mandioca   (ManihotDois glucósidos cianogénicos presentes-utilissma)*

a.   linamarina b. lotaustralina

Os tubérculos descascados contêm muito menos HCN do que os não descascados, uma vez que a maior parte do HCN se encontra na pele.

Duas variedades

a. Variedades amargas - 0,02-0,03% de HCN necessitam de transformação antes da alimentação

b.   Variedades doces - menos de 0,01% de HCN podem ser utilizadas cruas na alimentação.

4. Concentrados ricos em proteínas	*Mais de 18% PC*
4.1. Proteínas vegetais	*a. Bolo Ghani - máximo EE, mínimo*
4.1.1. Farinhas de sementes oleaginosas	*proteína*

b. Bagaço de bagaço de expelente - EE médio, proteína-

2,5-

4.0%

c. Bolo extraído com solvente - maior teor de proteínas, menos de 1% de óleo.

95% de azoto como proteína verdadeira. Digestibilidade - 75-95%

Baixo teor de ácido glutâmico, cistina, metionina e lisina.

Alto teor de P e baixo teor de Ca, boa fonte de Vit-B mas pobre em Vit-A e C.

> *Porca de esmeril ou farinha de óleo de frutos secos*

Ervilha CP-45%, Óleo- 10%-em variedade expeller

Deficiente em lisina, metionina e cistina

> *Farinha de linhaça*

DCP-30%, TDN- 65%, 3-10% de mucilagem, portanto carácter lubrificante   . Cianogénico

glicosídeos-

$$\text{Linamarina} \xrightarrow{\text{linase}} \text{HCN}$$

mais de 5% nos alimentos para aves de capoeira deprimem a

crescimento, mas este efeito adverso pode ser reduzido por imersão em água durante 24 horas ou por adição de piridoxina.

> *Bolo de mostarda* *DCP-27%, TDN- 74%, Ca e P é muito mais 0,6 e 1,0 %, respetivamente.*

> *Bagaço de algodão* *Baixo teor de cistina, metionina e lisina. Fator tóxico - Gossipol.*

Variedade expulsora - 200-500 mg de gossipol livre / kg

> *Farinha de côco*

Tipo desoleado-100-500 mg de gossipol livre / kg

As sementes de algodão sem glândulas estão isentas de gossipol. A toxicidade do gossipol pode ser reduzida pela adição de sulfato ferroso ou outros sais de ferro. O nível máximo aconselhável de gossipol livre na ração de suínos e aves de capoeira é de 0,03%.

Pobre em lisina e histidina, CP-20-26%

> *Farinha de sésamo* (Til CP-40-50%, rico em arginina, lucina e
bolo) metionina, mas deficiente em lisina. Mais rico
entre todos os bolos de óleo no teor de Ca, sendo de
23%, mas devido ao seu elevado teor de ácido fítico,
este liga-se ao Ca, pelo que na dieta que contém
farinha de sésamo, o teor de Ca deve ser aumentado.

> *Farinha de óleo de* O valor nutritivo mais elevado de todas as proteínas
soja vegetais
origem. Dois graus - 44% e 49%. A proteína contém
todos os aminoácidos indispensáveis, mas a
concentração de cistina e metionina não é a ideal:

1. Goitrogénios
2. Antigénios
3. Inibidor da tripsina
4. Hemoglutinina.

Todos são inactivados   por calor adequado
tratamento (110° c durante 3 minutos).

Os grãos de soja também contêm genisteína, um
estrogénio vegetal, que tem propriedades indutoras
de crescimento elevadas.

A farinha de soja gorda tem - CP-38%, gordura-
18% e CF-5%.

> Grão **de** cerveja e Grão de cerveja - CP-18%, CF-15%
fermento Levedura de cerveja - CP-42%, alto teor de Vit-B e
P

4.2. Proteínas animais   mas baixo teor de Ca

> *Farinha de carne*   CP-50-55%, Cinzas-21%, Ca-8%, P-4% mas baixo

em metionina e triptofano. Bom

> *Carne e*

fonte de complexo Vit-B.

ossoSemelhante à farinha de carne, mas tem baixa

refeição	*proteína (40%) e elevado teor de Ca e P*
> *Farinha de penas*	*Rica em proteínas (mais de 80%), deficiente em vários aminoácidos, utilizados principalmente nas rações de suínos e aves de capoeira.*
> *Farinha de sangue*	*PC-80%; pobre em Ca e P, intragável e resulta numa taxa de crescimento reduzida em aves de capoeira.*
> *Farinha de peixe*	*PC 45-60%; gordura 6-7%; digestibilidade 90-95%;* *Ca 8% e P 3,5%; boa fonte de Vit-B complexo, ingrediente padrão para rações de suínos e aves de capoeira.*

Perguntas:
1. *Definir os seguintes elementos;*
a. *Roughage*
b. *Concentrado*
c. *Leguminosas forrageiras*
d. *Alimentação de energia*
e. *Suplementos proteicos*
2. *Apresenta os cinco exemplos de cada categoria de alimentos*
a. *Leguminosas forrageiras*
b. *Forragens não leguminosas*
c. *Grãos*
d. *Subprodutos do moinho*
e. *Fonte de proteínas animais*

6. AMOSTRAGEM DE ALIMENTOS PARA ANIMAIS E AMOSTRAS BIOLÓGICAS

Vários tipos de materiais analisados no laboratório analítico de nutrição, como alimentos para animais, fezes, urina, suplementos alimentares, leite, etc.

Objetivo da análise

> *Controlo de qualidade dos alimentos para animais no momento da aquisição, transformação para o fabrico de alimentos compostos para animais, armazenamento seguro e venda de produtos acabados.*

> *Durante os ensaios de digestão e metabolismo para a determinação da digestibilidade dos nutrientes, do valor nutritivo dos alimentos/dietas e dos balanços de nutrientes.*

Seleção de um método de amostragem

São utilizados diferentes métodos de amostragem com base no seguinte.

> *Teor de humidade das forragens grosseiras, ou seja, forragens secas, forragens verdes e silagem.*

> *Forma dos concentrados, ou seja, grãos inteiros, grãos triturados, alimentos mistos ou misturas de concentrados e alimentos transformados, como granulados, bolachas, migalhas, etc.*

> *Amostragem de melaço*

> *Colheita de amostras de leite*

> *Amostragem de urina*

> *Colheita de amostras de sangue*

Amostragem para controlo da qualidade de alimentos concentrados para animais

A Parkhi (uma sonda metálica tubular com ranhuras) é utilizada para a amostragem de alimentos concentrados a partir dos sacos. A amostragem do armazenamento a granel é efectuada com a ajuda de um termo-amostragem ou de uma sonda de silo profundo.

a. Amostragem em sacos

Os sacos a amostrar são identificados aleatoriamente com base numa fórmula simples N/n, em que N é o número total de sacos e n é o número de sacos a amostrar.

Número de sacos em o lote	Número mínimo de sacos a amostrar
Até 30 sacos	Todos os sacos
31 a 300 sacos	30 sacos
301 a 500 sacos	30 sacos +10% do excesso

Na medida do possível, deve ser retirada a mesma quantidade de amostra de cada saco marcado, apalpando o "Parkhi" na diagonal do saco. Trata-se de amostras primárias.

b. Amostragem a granel

A amostragem deste tipo de pilha deve ser feita através da identificação de uma área de amostragem em diferentes partes da pilha e as amostras primárias são colhidas com a ajuda de um termoamostrador ou de uma sonda de profundidade, de acordo com o seguinte método.

Quantidade aproximada granel	Número de pontos para a recolha de amostras
Até 30 tons	30 pontos
31 a 100 tons	50 pontos
101 a 300 toneladas	50 pontos +10% de excesso

O amostrador é introduzido em posição fechada até à profundidade desejada e, em seguida, é aberto no interior do volume a ser enchido pela alimentação. Em seguida, fecha-se e puxa-se para fora. O processo é repetido em cada um dos pontos identificados. Estas são também amostras primárias.

Amostragem de segunda fase

Todas as amostras primárias de um alimento para animais são reunidas numa bacia larga, numa plataforma limpa ou numa folha de polietileno ou outro material adequado. A amostra é misturada cuidadosamente para a tornar homogénea. A quantidade de amostra misturada não deve ser inferior a 2 kg. A amostragem desta massa composta de alimentos para animais é efectuada da seguinte forma

> Para a determinação do teor de humidade, são colhidas, no mínimo, três amostras de 150 g cada. As amostras são guardadas em sacos de polietileno secos e numeradas como a, b e c do número do alimento, ou seja, 1a, 1b e 1c. Os sacos são selados.

> Da massa restante, outras 3 amostras de 500 g cada são colocadas em sacos separados de papel, polietileno ou tecido e fechadas.
Por fim, três conjuntos de um saco cada são colocados num saco maior

e, em seguida, fechados e selados. Os três conjuntos de sacos são assinados por cada membro do comité. Dos três conjuntos, um é entregue ao comprador, outro é conservado pelo vendedor e o terceiro é mantido sob a custódia da autoridade de controlo ou de qualquer agência em causa. A terceira amostra é utilizada apenas em caso de litígio, se for caso disso.

Amostragem de alimentos grosseiros secos

As forragens grosseiras secas estão disponíveis em diferentes formas físicas, ou seja, longas, trituradas e bhusa. Amostras representativas de feno longo. A palha, o feno e as gramíneas secas, com exceção do feno de leguminosas, são colhidos à mão em diferentes locais. As amostras devem ser colhidas em diferentes estratos do material empilhado. O comprimento e a profundidade do talo para a amostragem devem ser determinados de acordo com a quantidade de forragens grosseiras.

Tamanho das pilhas	Distância de recolha
Pilhas mais pequenas, inferiores a 100 quintais	Um metro
Pilhas maiores, 10 -100 toneladas	4 - 5 metros

As amostras primárias de forragens secas trituradas e de bhusa são colhidas com a ajuda de uma colher larga equipada com uma pega de 2 a 3 metros de comprimento e são recolhidas aleatoriamente amostras de diferentes locais da pilha.

As amostras primárias de forragens longas são trituradas, as forragens secas e a bhusa são bem misturadas e, em seguida, as amostras secundárias, com cerca de 1,5 kg cada, são embaladas em 3 sacos separados e depois distribuídas como no caso dos concentrados.

Amostragem no campo de forragem

Para recolher amostras representativas de forragens de baixa altura, como a cana-de-açúcar, a luzerna, etc., utiliza-se uma moldura de aproximadamente 1 m x 1 m, preparada com varas de ferro ou de bambu. Esta armação é lançada no campo de forragem de um lado e as plantas dentro da armação são colhidas. De forma semelhante, procede-se à amostragem de todos os lados e do meio do campo. Para a amostragem de forragens de altura elevada, como o sorgo, o milho, etc., são escolhidos vários locais de todos os lados e a meio do campo e são colhidas as plantas que se encontram dentro de um metro quadrado. A forragem assim obtida é triturada e bem misturada. Em seguida, é espalhada num terreno nivelado e dividida em quatro partes iguais. São seleccionadas duas partes diagonais e rejeitadas as outras duas. As partes seleccionadas são misturadas adequadamente e novamente espalhadas em terreno nivelado para obter uma amostra representativa. Este procedimento é repetido até se obter a quantidade necessária de amostra. A amostra recolhida deve ser levada imediatamente para o laboratório para secagem. Moer as amostras secas num moinho Willey de grandes dimensões até passarem num crivo de 2 mm. Guardar as amostras num saco hermético de plástico ou polietileno e etiquetá-lo.

Amostragem de alimentos para animais e outros materiais biológicos para alimentação nas explorações e também durante os ensaios de digestão/metabolismo:

1. Amostragem de alimentos grosseiros secos: As forragens grosseiras secas bhusa ou trituradas são colhidas num lote e cerca de 100 g de amostras são recolhidas num saco numerado. Destas, 50 g são utilizadas para a estimativa da matéria seca (MS) e 50 g são guardadas num saco numerado.

2. Amostragem de forragens verdes: Estas amostras são colhidas no momento da oferta dos alimentos. A forragem é triturada, bem misturada e cerca de 200-300 g são recolhidos num saco de polietileno numerado, que é imediatamente fechado para evitar a perda de humidade.

3. Amostragem da silagem ou do feno: Uma amostra representativa de silagem é cortada em pedaços de 3-5 cm de comprimento e bem misturada, sendo cerca de 500 g de material recolhido num saco de polietileno numerado e imediatamente fechado. A amostra fresca deste saco é utilizada para a determinação dos ácidos gordos voláteis, do pH, do azoto volátil (azoto amoniacal) e da matéria seca. A amostra seca é conservada para análises posteriores.

4. Amostragem dos concentrados: Após uma mistura completa, cerca de 100 g de concentrados são recolhidos em sacos numerados em diferentes locais da massa.

5. Recolha de amostras de resíduos: Os restos de comida deixados após 24 horas por cada animal experimental são recolhidos separadamente; misturados cuidadosamente e cerca de 200 g de material representativo são colocados num saco de polietileno numerado para processamento no laboratório.

6. Amostragem de fezes: As fezes recolhidas durante 24 horas são *cuidadosamente misturadas numa bacia após registo do peso, sendo depois recolhidas cerca de 500 g de fezes misturadas em sacos de polietileno numerados para posterior aliquotagem no laboratório. Pode ser necessário partir os pellets para as fezes de ovinos, caprinos, veados, coelhos, antílopes e camelos.*

7. Recolha de amostras de água: *Diariamente, durante o período experimental, são recolhidas amostras de uma quantidade fixa (50 - 100 ml) de água potável numa garrafa de alas ou de polietileno numerada e com rolha.*

8. Recolha de amostras de urina: *A urina total é recolhida diariamente durante 24 horas num frasco de polietileno com uma capacidade de 5-10 litros. Para evitar perdas de azoto volátil, adicionar cerca de 5 ml de tolueno ou 25 ml de ácido sulfúrico diluído (1:4 em água) no recipiente antes de iniciar a colheita de urina.*

9. Amostragem do leite: *São colhidas amostras de cerca de 50 ml de leite após a mistura de cada leite e armazenadas em tubos de vidro numerados e com rolha, num congelador, após a adição de 2 a 3 gotas de dicromato de potássio ou solução de cloreto de mercúrio como conservante.*

Perguntas:

1. Qual é o significado da amostragem?

2. Como é que vai recolher as amostras de forragem verde do campo para a análise de proximidade?

3. Descrever os procedimentos de amostragem de alimentos para animais e outras amostras biológicas durante o ensaio de metabolismo.

7. TRATAMENTO DE AMOSTRAS BIOLÓGICAS E DE ALIMENTOS PARA ANIMAIS

Quantidade de alimentos para animais e de amostras biológicas utilizadas para análise

1. Para a estimativa da matéria seca (MS)

A. Amostras colhidas no fornecimento a granel de alimentos para animais As amostras representativas são processadas em triplicado e a quantidade de alimentos para animais a utilizar para a estimativa da MS é a seguinte

Amostras	Quantidade
Alimentos grosseiros verdes	200 - 300g
Alimentos grosseiros secos	100g
Concentrados	50g

B. Amostras de ensaios de digestão/metabolismo

Amostras	Quantidade
Verde	50g
Alimentos grosseiros secos e concentrados	10g
Resíduos de alimentos para animais	10 - 50g
A alíquota das amostras fecais é efectuada com base na quantidade total de fezes	Animais de grande porte - 1/100 a 1/500 Vitelos jovens, ovinos, caprinos e suínos -1/10 a 1/50 Aves de capoeira: descida de -1/2 a 1/5
Leite e melaço	10g

Precauções gerais durante a pesagem

> A balança eletrónica deve ser ligada antes dos 30 mm de pesagem para estabilizar a balança.

> Sentar-se em frente à balança.

> Não manter nenhum objeto no interior da caixa da balança, exceto cloreto de cálcio como absorvente de humidade.

> *Não deslocar a balança após a regulação. Assegurar o ponto zero da balança antes de cada pesagem.*

> *Durante a pesagem, abrir apenas as portas laterais.*

> *Os objectos a pesar devem ter a mesma temperatura que a da sala. Por conseguinte, manter o material de pesagem no exsicador durante 15-20 minutos antes da pesagem.*

> *Nunca carregar a balança acima do seu limite máximo.*

> *Fechar sempre a porta para evitar flutuações na leitura.*

> *Nunca tocar nos pesos. Panela ou trave de equilíbrio. Manusear os pesos apenas com pinças com ponta de plástico.*

> *Os pesos devem ser colocados do maior para o menor.*

> *Colocar o peso no centro do prato da direita e o objeto no prato da esquerda.*

> *Antes e depois da utilização, manter o cavaleiro no gancho do transportador.*

> *Após a pesagem, limpar a balança com uma escova macia e colocar a tampa.*

> *Manter sempre o livro de registo após a pesagem.*

2. Quantidade de alimentos para animais e amostras biológicas utilizadas para análise química
(Pelo método de análise de proximidade de Weende)

Princípios de proximidade	Amostras	Quantidade
Matéria seca e cinzas	Forragens secas	10g
	Concentrados	10g
	Alimentos grosseiros verdes	50 - 100g
Crudeproteína estimativa	Alimentos proteicos	0.5 - 1.0g
	Sementes de leguminosas	1.0 - 1.5g
	Grãos de cereais	1.5 - 2.0g
	Feno de leguminosas	1.5 - 2.0g
	Resíduos de culturas cerealíferas, feno e gramíneas	2.0 - 3.0g
	Forragens de leguminosas verdes e forragens	4.0 - 5.0g

	Forragens verdes para cereais	8.0- 10.0g
Extrato de éter estimativa	Sementes e bagaços de oleaginosas	1.5 - 2.0g
	Grãos de cereais, farelos, chunnies	2.0 - 3.0g
	e impulsos	
	Ração seca	3.0 - 5.0g
Estimativa da fibra bruta	Resíduos secos extraídos com éter usados	

Processamento e preservação de amostras biológicas e de alimentos para animais Dependendo *do número de amostras e das instalações do laboratório, é necessário algum tempo para a análise química, pelo que as amostras são processadas e preservadas corretamente.*

A. Amostras secas

Aproximadamente 100 g de amostras secas a 100±2° C são trituradas e guardadas num frasco de amostras com rolha ou em sacos de polietileno. As amostras são etiquetadas com o número de amostra, a fonte (compra/ensaio), a data de recolha e a assinatura.

Para a estimativa da energia bruta, secar a 65±2° C e armazenar de forma semelhante.

B. Amostras húmidas

As amostras húmidas de fezes são misturadas com um volume conhecido de H_2SO_4 diluído (25%) e armazenadas num frasco de vidro com rolha, depois de devidamente rotuladas.

C. Amostras de urina

a. *Para a estimativa do azoto, uma alíquota conhecida de urina é colhida diariamente num balão de Kjeldahl em 30 ml de solução concentrada. Em cada dia de colheita durante o ensaio de digestão. Estas amostras são conservadas em duplicado. Cada frasco de Kjeldahl é devidamente numerado com um lápis de chumbo por baixo do bordo, no gargalo do frasco de Kjeldahl.*

b. *Para a estimativa da energia bruta, são colhidos diariamente 5 ml de amostra de urina num tubo de vidro ou de polietileno com tampa, contendo 2 a 3 gotas de cloreto de mercúrio. Os tubos devidamente rotulados são armazenados no frigorífico ou congelados.*

D. Amostras de leite

A matéria gorda do leite é determinada diariamente pelo método de

Gerber, após a colheita de amostras de leite e, para a determinação dos outros constituintes, as amostras de leite são armazenadas em tubos de vidro numerados e rolhados, num congelador, após a adição de 2-3 gotas de dicromato de potássio ou de uma solução de cloreto de mercúrio como conservante.

Perguntas:

1. Quais são as precauções tomadas durante a pesagem de quaisquer amostras de produtos químicos ou de alimentos para animais?

2. Como irá processar e preservar as amostras de alimentos para animais e biológicas para análise posterior.

8. PRINCÍPIOS IMEDIATOS DA ANÁLISE DOS ALIMENTOS PARA ANIMAIS

Henneberg e Stohmann (1865) apresentaram a análise proximal ou análise de Weende para a descrição de rotina dos alimentos para animais na estação experimental de Weende, na Alemanha. A análise proximal constitui a base para a descrição das tabelas de composição dos alimentos para animais, para a compra de alimentos para animais, para a formulação de rações e é o ponto de partida para uma análise mais pormenorizada de nutrientes específicos.

A análise de proximidade como procedimento químico é apresentada no esquema seguinte:

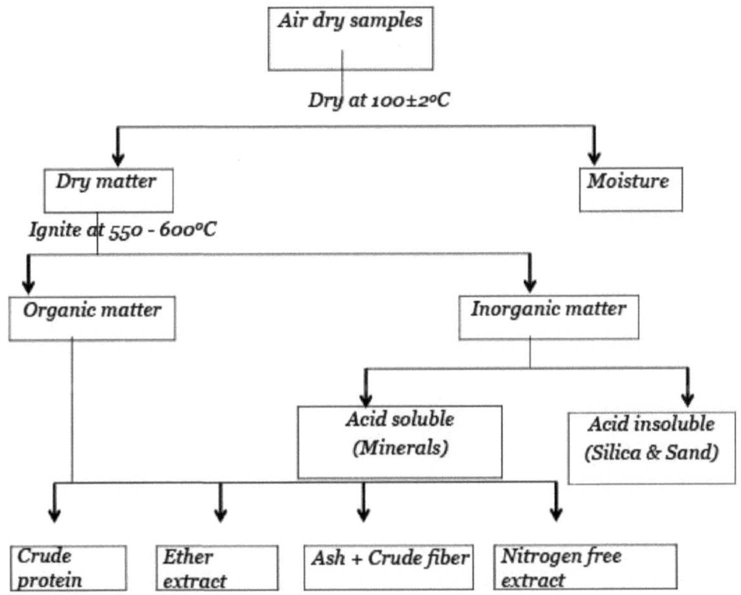

Limitações da análise de proximidade

Agrupa uma variedade de substâncias com características químicas comuns e, por conseguinte, não é uma análise de um nutriente isolado do alimento para animais. Com exceção da água, cada componente representa uma combinação de substâncias.

Água

Por vezes, durante a estimativa da humidade, perdem-se algumas substâncias lábeis ao calor, como os ácidos gordos voláteis. Além disso, alguns açúcares decompõem-se a mais de 70º C. A perda destas substâncias durante a secagem em estufa é também considerada como humidade e inflaciona o seu valor.

Extractos etéreos (EE)

É calculada por extração com solventes lipossolúveis e é constituída por glicéridos de ácidos gordos, ácidos gordos livres, colesterol, lecitina, clorofila, substâncias alcalinas, óleos voláteis, resinas, carotenóides, vitaminas lipossolúveis, etc. Alguns dos quais, como a clorofila, os álcalis, os óleos voláteis e as resinas, não são classificados como nutrientes. Ao analisar as fezes, os sabões formados no trato intestinal a partir de ácidos gordos livres e cálcio não são completamente removidos quando extraídos com éter. Isto dá valores erroneamente altos para a digestibilidade da gordura da ração.

Fibra bruta (FC)

É a porção indigestível do total de hidratos de carbono do alimento. Por vezes, é um índice enganador da digestibilidade global de um alimento, uma vez que, em alguns casos, a fibra bruta é digerida tanto quanto os hidratos de carbono solúveis, normalmente designados por extrato isento de azoto, especialmente no caso dos ruminantes. Além disso, a estimativa da fibra bruta simula a digestão monogástrica e não a dos ruminantes.

Extractos isentos de azoto (NFE)

É a diferença entre o peso real da amostra e a soma dos pesos da água, do extrato etéreo, da proteína bruta, da fibra bruta e da cinza. Por conseguinte, o seu valor numérico é afetado pelos erros analíticos destes cinco elementos, bem como pela falta de precessão da determinação da fibra bruta na separação das categorias funcionais de hidratos de carbono, uma vez que se trata de uma mistura de todos os amidos e açúcares, mais algumas hemiceluloses e grande parte da lenhina.

Proteína bruta (PC)

A proteína bruta é estimada através da multiplicação do valor de azoto, normalmente por um fator de 6,25, com base no pressuposto de que a maioria dos alimentos para animais contém 16% de azoto. Trata-se de uma estimativa da proteína total sem qualquer consideração da sua qualidade. Não distingue a contribuição de azoto da proteína verdadeira e das substâncias azotadas não proteicas, como a ureia, o ácido úrico, os sais de amónio, etc. Ao analisar o azoto fecal, o fator de conversão para a proteína alimentar pode não se aplicar à porção de azoto de origem metabólica.

Cinzas

Não discrimina a proporção de matéria mineral e areia ou sílica devido a contaminação ou adulteração. Alguns elementos minerais voláteis, como o iodo e o selénio, perdem-se com a incineração.

Apesar de várias limitações, a análise de Weende constitui assim uma base para a descrição química dos alimentos, dos tecidos corporais e dos excrementos biológicos para determinar a digestibilidade e a utilização, bem como para as normas de alimentação de diferentes categorias de espécies animais.

Perguntas:

1. *Quais são os princípios próximos?*
2. *Qual é a importância da análise de proximidade?*
3. *Quais são as limitações da análise de proximidade?*

9. MÉTODO DE ESTIMATIVA DA MATÉRIA SECA/HUMIDADE

O principal objetivo da estimativa da matéria seca é preparar as amostras para a análise química e expressar a análise química com base na matéria seca. O cálculo do custo relativo do valor nutricional envolve a consideração do teor de humidade. As normas de alimentação não incluem as necessidades de água, pelo que é necessário corrigir esta omissão.

Princípio

Uma quantidade conhecida de amostra é seca em estufa de ar quente durante 8-i2h a 100±2º C para remover o teor de humidade, até um peso constante. A percentagem de amostra que resta após a remoção da humidade é conhecida como a percentagem de matéria seca. A percentagem de humidade é obtida depois de deduzir a primeira de 100.

Equipamento

> *Taça de humidade ou tabuleiro de alumínio ou petrídeo de vidro*

> *Forno de ar quente*

> *Equilíbrio*

> *Dessecador*

Cálculos

(c - a)

Matéria seca (%) = $\qquad$ *X 100*

(b - a)

Humidade (%) = 100 - Matéria seca (%)

Onde,

a= Peso vazio (g) do copo de humidade com tampa

b= Peso (g) do copo de humidade com tampa e da amostra antes da secagem em estufa

c= Peso (g) do copo de humidade com tampa e da amostra após secagem em estufa

NOTA: A MS da silagem, do feno e do melaço é estimada pelo método da destilação com tolueno, porque os ácidos gordos voláteis da silagem e do feno são perdidos e a sacarose do melaço é carbonizada, pelo que o teor de humidade é sobrestimado.

Procedimento:

Secar um copo de humidade limpo com tampa numa estufa de ar quente a 100±2º C durante 10-15min

Arrefecer num
exsicador

Anotar o peso do
copo de humidade
com tampa

Espalhar uniformemente a amostra numa
folha

Transferir uma amostra representativa de quantidade adequada
de diferentes locais

Anotar o peso da amostra +
copo de humidade
com tampa

Secar a amostra em estufa de ar quente a 100±2º C durante 8-12h com a tampa parcialmente aberta

Arrefecer num exsicador com tampa fechada
e pesar

O processo de secagem, arrefecimento e pesagem é
repetido até que as diferenças entre duas
pesagens sucessivas sejam inferiores a 1mg

NOTA: As amostras isentas de humidade são conservadas num exsicador para a determinação do extrato etéreo.

Precauções

> No caso das forragens longas, podem ser cortadas em pequenos pedaços para
facilidade de manuseamento com a menor perturbação possível da sua estrutura.

> Manter a tampa do ventilador na parte superior da estufa semiaberta, especialmente no caso de amostras com elevada humidade, para evitar a acumulação de água no interior da estufa devido à condensação.

> Se, no caso das forragens verdes, estiver presente humidade estranha, deve ter-se o cuidado de compensar a sua perda durante a manipulação, de modo a obter-se uma matéria seca real que represente verdadeiramente a situação do volume ou do lote de que é retirado.

Perguntas:

1. Uma amostra foi seca numa estufa de ar quente a 100±2° C durante uma noite. Se o peso da amostra após a secagem for de 25 g e a percentagem de matéria seca for de 30. Calcule a quantidade de amostras secas em base fresca.

2. Uma amostra de forragem foi cortada e seca numa estufa de ar quente. A sua percentagem de matéria seca era de 20. Quando a mesma amostra foi seca após 4 horas, verificou-se uma perda de 20% de humidade. Calcular a percentagem real de matéria seca da amostra.

10. MÉTODO DE ESTIMATIVA DAS CINZAS TOTAIS

A composição das cinzas de origem animal ou marinha é relativamente constante. Permite calcular os teores de cálcio e de fósforo. Indiretamente, ajuda a calcular os hidratos de carbono, o NFE e a matéria orgânica total por diferença.

Princípio

As cinzas são os resíduos inorgânicos deixados após a ignição de um material descarbonizado numa mufla a 550-600ºC durante 2-3h, que podem ser essencialmente divididos em porções solúveis constituídas por matéria mineral e cinzas insolúveis constituídas por sílica e areia.

Equipamento e material de vidro

> *Forno de mufla*

> *Balança analítica*

> *Forno de ar quente*

> *Pinças*

> *Cadinho de sílica*

> *Dessecador*

Procedimento

*Registar o peso da
bacia de sílica limpa e seca*

↓

*Colher uma quantidade adequada de amostra moída
numa bacia de sílica*

↓

Anotar o peso da amostra + bacia de sílica

↓

*Descarbonizar num aquecedor ou numa chama até que não
haja emissão de fumo*

↓

*Transferir a bacia de sílica com a amostra descarbonizada
para uma mufla e incendiar a 550 - 600º C durante
2-3 horas até não restarem partículas negras*

$$\downarrow$$

*Arrefecer a bacia de sílica com cinzas num exsicador e observar
o peso rapidamente*

Cálculos

$$\text{Cinzas totais (\% numa base tal e qual)} = \frac{(c-a)}{(b-a)} \times 100$$

$$\text{Cinzas totais (\% em MS)} = \frac{(c-a)}{w} \times 100$$

Onde,

a = Peso vazio (g) da bacia de sílica

b = Peso (g) da bacia de sílica com a amostra

c = Peso (g) da bacia de sílica com cinzas

w = Peso (g) da amostra sem humidade

Precauções

> *Desligar os ventiladores e ligar o exaustor enquanto descarboniza (fumaça) a amostra.*

> *Transferir a amostra descarbonizada para a mufla, transportando-a num recipiente fechado para evitar a perda de amostra devido ao movimento do ar.*

> *Pesar a amostra de cinzas arrefecida o mais rapidamente possível, uma vez que é altamente higroscópica.*

> *Embora a bacia de sílica possa suportar temperaturas razoavelmente elevadas, é necessário manter a temperatura da mufla entre 550 - 600º C para evitar a sua quebra.*

> *Se forem incineradas mais amostras de cada vez, anotar o número de série das bacias de sílica colocadas dentro da mufla, uma vez que existe a probabilidade de perda de identificação durante a incineração.*

Perguntas:

1. Quais são as precauções a tomar na determinação do teor de cinzas de uma amostra de alimentos para animais?

2. Calcular a percentagem de cinzas totais na ração em base seca e fresca, se o peso do cadinho vazio for 32 g, o peso da amostra e do cadinho antes da queima for 37 g e o peso do cadinho juntamente com as cinzas for 32,6 g, se a MS for 90%.

11. MÉTODO DE ESTIMATIVA DAS CINZAS INSOLÚVEIS EM ÁCIDO

A cinza insolúvel em ácido (AIA) é útil para conhecer a extensão da contaminação durante o manuseamento dos alimentos para animais, bem como para detetar o grau de adulteração.

Princípio

O resíduo deixado após a dissolução da porção inorgânica da cinza total representa a cinza insolúvel em ácido, contendo maioritariamente areia e sílica.

Equipamento e material de vidro

> *Balança analítica*

> *Forno de mufla*

> *Pinças*

> *Bacia de sílica*

> *Dessecador*

> *Forno de ar quente*

> *Balão volumétrico*

> *Funil*

> *Copo (250 ml)*

Reagentes

1:2 Ácido clorídrico

Cálculos

$$(\%) = \frac{(b - a)}{w} \times 100$$

Cinzas insolúveis em ácido

Onde,

a = Peso vazio (g) da bacia de sílica

b = Peso (g) da bacia de sílica com cinzas insolúveis em ácido

w = Peso (g) da amostra isenta de humidade recolhida para incineração

NOTA: O peso do papel de filtro não precisa de ser considerado, uma vez que é normalmente feito de celulose orgânica sem cinzas que se perde durante a ignição.

Procedimento

Adicionar 25 ml de i:2HCl às cinzas totais

↓

Transferir quantitativamente para um copo de 250 ml com repetidas
lavagens com água quente
para a bacia de sílica

↓

Ferver o conteúdo durante 5 a 10 minutos

↓

Filtrar através de papel de filtro Whatman n.º 1 para um
balão volumétrico (250 ml)

↓

Torná-lo livre de ácidos através de repetidas passagens de DW quente
para o copo e para os
resíduos no filtro

↓

Após arrefecimento, perfazer o volume e conservar para posterior
estimativa de minerais

↓

Transferir o papel de filtro com o resíduo retido para uma
bacia de sílica previamente
tarada

↓

Secar em estufa de ar quente a 100±20C até
peso constante

↓

Transferir a bacia de sílica para a mufla após a descarbonização e
incendiar
a 550 - 6000C durante 1-2h

↓

Arrefecer num exsicador e pesar a bacia de sílica
com o AIA do lado esquerdo.

Perguntas:

1. Calcular a percentagem de cinzas totais e de cinzas insolúveis em ácido na ração, com base na matéria seca e na matéria fresca, se o peso do cadinho vazio for de 33 g, o peso da amostra e do cadinho antes da queima for de 39 g, o peso do cadinho juntamente com as cinzas for de 33,7 g e o peso do cadinho juntamente com as cinzas insolúveis em ácido for de 33,2 g, se a MS for de 27%.

12. MÉTODO DE ESTIMATIVA DA PROTEÍNA BRUTA

O teor de proteína bruta (PB) de um alimento dá uma ideia da classe de alimentos a que pertence. A determinação da PC envolve a multiplicação do valor estimado de azoto geralmente por um fator de 6,25, porque a maioria dos alimentos contém 16% de azoto. Trata-se de uma estimativa da proteína total sem qualquer consideração da sua qualidade. Não distingue a contribuição de azoto da proteína verdadeira e das substâncias azotadas não proteicas, como a ureia, o ácido úrico, os sais de amónio, etc. Ao analisar o azoto fecal, o fator de conversão para as proteínas dos alimentos para animais pode não se aplicar à porção de azoto de origem metabólica.

Princípio

No método do azoto de Kjeldahl, o azoto aminado ($-NH_2$) é oxidado pelo ácido sulfúrico na presença de um catalisador em $(NH_4)_2SO_4$. O ião amónio é convertido em NH_3 por NaOH e recolhido por destilação. O NH_3 é então titulado quantitativamente contra um ácido padrão (H_2SO_4) de concentração conhecida e o azoto na amostra é calculado. O PC é obtido multiplicando o teor de azoto por um fator de 6,25.

Equipamento

> *Banco de digestão*

> *Unidade de destilação (aparelho de destilação Micro-Kjeldahl)*

> *Frasco de Kjeldahl*

> *Bureta*

> *Balão cónico*

> *Balão volumétrico*

Reagentes

> *Ácido sulfúrico comercial*

> *Mistura de digestão [uma parte de sulfato de cobre (actua como catalisador) : 10 partes de sulfato de sódio ou de potássio (aumenta o ponto de ebulição)]*

> *Hidróxido de sódio a 40%*

> *Indicador de Tashiro*

> *N/7 H2SO4*

Procedimento

O método de estimativa da PC inclui a digestão, a destilação e a titulação.

1. Digestão

Transferir a amostra exatamente pesada para o balão de Kjeldahl

↓

Adicionar 20-50 ml de ácido sulfúrico comercial

↓

Ferver o conteúdo durante 2-3 horas após a adição das misturas de digestão num banco de digestão até que a solução se torne clara sem deixar partículas negras não digeridas. Os materiais aderentes no interior das paredes do frasco necessitam de uma ou duas lavagens intermédias após arrefecimento

↓

Transferir o material digerido por dissolução em água da torneira isenta de azoto para um balão volumétrico, seguido de 5-6 lavagens

↓

Perfazer o volume final após arrefecimento

NOTA: De igual modo, efetuar um ensaio em branco sem amostra.

2. Destilação (método Micro-Kjeldahl)

Colocar 10 ml de indicador de Tashiro na extremidade do condensador do aparelho de destilação de micro-Kjeldahl

↓

Pipetar 5-10 ml de uma alíquota da amostra digerida para a unidade de destilação

Adicionar 10-20 ml de NaOH a 40% suficientes para tornar o conteúdo alcalino (isto é, até o conteúdo ficar azul ou preto). Lavar com uma pequena quantidade de DW e fechar a extremidade recetora com uma rolha. Selar o funil com uma pequena quantidade de água para evitar a fuga de amoníaco

↓

Destilação a vapor do conteúdo

↓

Recolher cerca de 30-50 ml de destilado (ou pelo menos 2 vezes a quantidade do indicador tomado); a cor vermelha passa a verde

↓

Retirar o destilado depois de lavar a extremidade do condensador com alguns ml de DW

↓

Lavar a unidade de destilação 2 a 3 vezes com DW, com a ajuda da sucção de retorno desenvolvida pelo vácuo devido à deslocação do balão de ebulição do aquecedor, para preparar o aparelho para a destilação da amostra seguinte

NOTA: Em vez do indicador de Tashiro, pode também tomar-se N/7 H_2SO_4 padrão com o indicador vermelho de metilo no balão recetor. Neste caso, titula-se de novo o destilado com N/7NaOH para conhecer o volume real de N/7 H_2SO_4 consumido.

3. Titulação

Titular o destilado com N/7 H_2SO_4 até ao reaparecimento da cor vermelha

Registar o volume de N/7 H_2SO_4 consumido

Cálculos

$$\text{Proteína bruta } (\%) = \frac{A \times (B - B_1) \times 0.002 \times 6.25}{C \times W} \times 100$$

A= Volume (ml) obtido a partir da amostra digerida

C= Volume (ml) da alíquota tomada para a destilação

B= Volume (ml) de N/7 H_2SO_4 consumido para a titulação da amostra

B_1= Volume (ml) de N/7 H_2SO_4 consumido para a titulação do destilado em branco

W= Peso (g) da amostra seca em estufa colhida para digestão

Um ml de N/7 H_2SO_4 = 0,002g N

6,25 = Fator de conversão do azoto em proteínas dos alimentos para animais

2. Destilação (método Macro-Kjeldahl)

Diluir o conteúdo do balão de Kjeldhal com água e deixar arrefecer

Transferir quantitativamente o conteúdo de Kjeldahl para o balão de destilação por várias lavagens, sendo a quantidade total utilizada para as lavagens de 200 ml

Introduzir 10 ml de N/7 H_2SO_4 num erlenmeyer, adicionar 2 ml de indicador vermelho de metilo

e colocar o erlenmeyer de modo a que a extremidade do condensador fique
bem abaixo do nível do ácido-padrão, para evitar a fuga de
NH3 durante a destilação

Adicionar algumas gotas de fenolftaleína no balão de destilação
, seguidas de um excesso de 5-20ml de NaOH a 40%, lentamente, de modo a que
o alcalino se deposite no fundo sem misturar o conteúdo do
balão
(a fenolftaleína é adicionada para verificar se o conteúdo do balão
o conteúdo do balão é totalmente alcalino)

Começar a destilação depois de iniciar
a circulação de água fria
no condensador, destilar até obter 150-200 ml de
destilado no erlenmeyer

Titulação

Titular o destilado com NaOH N/7 até que a cor rosa
cor-de-rosa apareça

Anotar o volume de NaOH N/7
consumido

Cálculos

$$(\%) = \frac{(B - B_1) \times 0.002 \times 6.25}{W} \times 100$$

Proteína bruta

Onde,

B= Volume (ml) de N/7 H2SO4 recolhido num erlenmeyer

B1= Volume (ml) de NaOH N/7 consumido para a titulação

W= Peso (g) da amostra seca em estufa colhida para digestão

Um ml de N/7 H2SO4 = 0,002g N

6,25 = Fator de conversão do azoto em proteínas dos alimentos para animais

Derivação do fator

$$NH_4OH + H_2SO_4 \longrightarrow (NH_4)_2SO_4 + 2H_2O$$

$$(NH_4)_2SO_4 + 2NaOH \longrightarrow Na_2SO_4 + 2NH_3 + 2H_2O$$

1g of H_2SO_4= 2g of NH_3

Massa molecular do H2SO4 = 98g

Peso equivalente em gramas de H2SO4 = 98/2 = 49g

1000 ml de N/7 H2SO4 contém 7g de $H2SO4$

1 ml de N/7 H2SO4 contém 0,007 g de $H2SO4$

De acordo com as equações acima

98g de $H2SO4=$ 2 x 14g = 28g N

1g de $H2SO4=$ 28/98g N

0,007g de H2SO4, ou seja, 1 ml de N/7 H2SO4 = 28/98 X 0,007g N = 0,002g N

Perguntas:

1. Qual é a diferença entre proteína bruta e proteína verdadeira?

2. Escreva a percentagem de PC de diferentes alimentos habitualmente utilizados na alimentação do gado e das aves de capoeira.

3. A percentagem de azoto é multiplicada por um fator de 6,25 para obter a percentagem de proteína da ração.

4. Escreva a percentagem de azoto na proteína de diferentes ingredientes de alimentos para animais, leite, carne e ovos e os factores a utilizar para calcular a percentagem de PC.

5. Digerir uma amostra de 2 g de alimento com ácido sulfúrico e transferi-la para um balão volumétrico de 250 ml. Destilam-se 10 ml e titulam-se com N/7 $H2SO4$. A leitura da titulação é de 5 ml. Calcular a percentagem de azoto e de proteína bruta na amostra de alimento para animais, tanto na base da matéria seca como na base fresca, se a MS for de 25 %.

13. MÉTODO DE ESTIMATIVA DO EXTRACTO ETÉREO

Para além de uma fonte não específica de energia, os extractos etéreos (EE) fornecem ácidos gordos essenciais. É obtido por extração com solventes lipossolúveis e é constituído por glicéridos de ácidos gordos, ácidos gordos livres, colesterol, lecitina, clorofila, substâncias alcalinas, óleos voláteis, resinas, carotenóides, vitaminas lipossolúveis, etc. Alguns dos quais, como a clorofila, os álcalis, os óleos voláteis e as resinas, não são classificados como nutrientes. Durante a análise das fezes, os sabões formados no trato intestinal a partir de ácidos gordos livres e cálcio não são completamente removidos quando extraídos com éter. A digestibilidade da gordura da ração apresenta valores incorretamente elevados.

Princípio

O extrato etéreo é determinado através da extração de uma quantidade conhecida de amostra isenta de humidade com um solvente gordo, como o éter de petróleo, num aparelho de extração etéreo soxhlet. O extrato recolhido é seco até atingir um peso constante a $100\pm2^\circ$ C numa estufa de ar quente e expresso em percentagem com base na matéria seca.

Equipamento

> *Aparelho de Soxhlet (condensador, extrator e balão de óleo montado numa bancada com manta aquecedora controlada termostaticamente)*

> *Dedal*

> *Forno de ar quente*

> *Equilíbrio*

> *Dessecador*

Reagentes

> *Éter de petróleo (60 - 80° C)*

Preparação do dedal

> *Enrolar papel de filtro Whatman n.$^\circ$ 1 (8 cm de diâmetro) numa vara de madeira de 2 cm de diâmetro ou num tubo de ensaio de vidro e atar com fio de algodão.*

Procedimento

Transferir a amostra isenta de humidade para um dedal e tapá-la com algodão

Colocar o dedal com a amostra no
o extrator

Fixar o extrator a um frasco de azeite limpo, seco e
frasco de óleo previamente tarado e limpo

Introduzir o extrator com o frasco de óleo no
condensador

Verter éter cerca de 1,5 vezes a capacidade do extrator e
tapar o condensador

Iniciar a circulação da água da torneira

Funcionamento com um mínimo de 250 condensações (cerca de
extração 8h)

Recolha de todos os solventes
para reutilização
Pesar o frasco de óleo com o conteúdo após secagem em estufa até obter
um
peso constante

Secar e armazenar o dedal com
amostra isenta de humidade e gordura
para a estimativa da FC

Cálculos

$$(\%) = \frac{(A - B)}{W} \times 100$$

Extrato etéreo

Onde, A= Peso (g) do frasco de óleo após extração

B= Peso (g) do frasco de óleo antes da extração

W= Peso (g) da amostra seca em estufa

Precauções

> A altura do dedal deve ser inferior ao nível do sifão do extrator.

> A taxa de condensação do solvente passa de 5 - 6 gotas/segundo para 2 - 3 gotas/segundo.

> Evitar a carbonização do frasco de óleo devido ao sobreaquecimento durante a recolha dos solventes.

> Desligar sempre os aquecedores no momento de separar o extrator da unidade para transferir o solvente para o recipiente.

Perguntas:

1. Qual é a diferença entre a gordura bruta e a gordura verdadeira?

2. Quais são os inconvenientes da estimativa do extrato etéreo por este método?

3. A amostra de alimento seco (A) foi submetida a extração com éter. As observações foram as seguintes. Calculou-se o EE com base na matéria seca e na matéria fresca.

a. Peso do frasco vazio 31 ,7 g

b. Peso do frasco + extrato etéreo 32,0 g

c. Peso da amostra colhida 2 ,0 g

d. A matéria seca é de 25%.

14. MÉTODO DE ESTIMATIVA DA FIBRA BRUTA

A fibra bruta representa o resíduo insolúvel de um alimento deixado após sucessivas fervuras com ácido diluído e álcali, cujo significado nutricional não é claro e específico. De acordo com o pressuposto original da análise de Weende, a fibra bruta é a porção indigestível dos hidratos de carbono totais do alimento. Por vezes, é um índice enganador da digestibilidade global de um alimento, uma vez que, em alguns casos, a fibra bruta é digerida tanto quanto os hidratos de carbono solúveis, normalmente designados por extrato isento de azoto, especialmente no caso dos ruminantes. Além disso, a estimativa da fibra bruta simula a digestão monogástrica e não a dos ruminantes.

Princípio

A amostra isenta de humidade e de gordura é sucessivamente refluxada com ácido sulfúrico fraco e álcali (NaOH), cada um seguido de filtração e repetidas lavagens com água quente. O resíduo remanescente, constituído por ligno-celulose e celulose, é seco em estufa e triturado. A perda de peso é expressa em fibra bruta.

Equipamento

> *Placa de aquecimento*

> *Forno de ar quente*

> *Forno de mufla*

> *Copos sem bico (1L)*

> *Balão de fundo redondo (como condensador)*

> *Tecido de musselina*

> *Frasco de lavagem*

> *Espátula de aço*

> *Funis de Buchner com dispositivo de aspiração (bomba de aspiração ligada a uma torneira de pescoço de cisne numa extremidade e a outra extremidade ao colo lateral do frasco cónico com funil).*

Reagentes

> *2,04 N H_2SO_4*

> *2,50 N NaOH*

> *Álcool etílico (como agente antiespumante, se necessário)*

Procedimento

Transferir a amostra isenta de humidade e gordura para um copo sem bico com capacidade de 1 L, previamente marcado com 200 ml

Adicionar 25 ml de 2,04NH2SO4 e completar o volume com água marcação até 200ml
Colocar o copo sobre uma placa de aquecimento previamente aquecida, selada com um balão de fundo redondo cheio de água, que actua como condensador

Refluxar o conteúdo durante 30min

Retirar o copo e arrefecer, adicionando cerca de 200 ml de água para evitar a carbonização da tela de musselina durante a lavagem

Filtrar o conteúdo com a ajuda de um funil de Buchner com dispositivos de sucção e lavar o copo e os resíduos deixados no pano de musselina com repetidas lavagens com água quente para o tornar isento de ácidos

Transferir o resíduo para o mesmo copo sem bico com uma espátula de aço, seguido de uma pequena lavagem com um pano de musselina

Adicionar 25 ml de 2.50NNaOH ao copo e completar o volume para 200 ml com água

Refluxar o conteúdo na placa de aquecimento durante 30min , depois de colocar o balão de fundo redondo com água fria

como condensador

Retirar o copo e arrefecer adicionando cerca de 200 ml
de água para evitar a carbonização da tela de musselina durante
lavagem

Filtrar o conteúdo com a ajuda de um funil de Buchner, com um
dispositivo de sucção
, e lavar o copo e os resíduos deixados no pano de musselina com
repetidas lavagens com água quente para os tornar isentos de álcalis

Transferir o resíduo para uma bacia de sílica com uma espátula de aço e um
pouco de
água de lavagem, se necessário

Secar o conteúdo da bacia de sílica em estufa de ar quente a 100±2º C até
peso constante

Arrefecer no exsicador e anotar o peso do resíduo seco juntamente
com a bacia de sílica

Após a descarbonização, incinerar o resíduo seco numa bacia de sílica em
forno de mufla a 550 - 600º C durante 1 a 2 horas

Após arrefecimento no exsicador, anotar o peso da
bacia de sílica
com a cinza residual

A diferença entre o peso seco em estufa e o
peso de cinzas é o
peso de CF

Cálculos

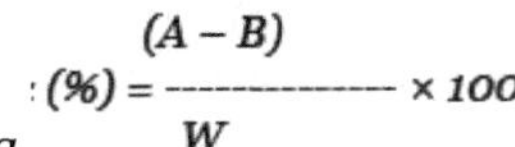

$$\text{Fibra bruta} : (\%) = \frac{(A - B)}{W} \times 100$$

Onde,

A= Peso (g) da bacia de sílica mais o resíduo seco em estufa que resta

após a acidificação
e digestão alcalina
B= Peso (g) da bacia siliciosa mais cinzas
W= Peso (g) da amostra seca em estufa

Precauções

> *Não riscar o pano de musselina com a espátula, pois pode estragar a textura do pano.*

> *Fixar bem a tela de musselina colocada no funil para uma sucção eficaz.*

> *Evitar o derrame de resíduos do pano de musselina durante a filtragem e a lavagem.*

> *Se o resíduo não for isento de ácidos e álcalis, pode inflacionar os valores.*

> *A transferência do resíduo para o copo após a digestão ácida e para a bacia de sílica após a digestão alcalina deve ser efectuada com cuidado, sem perder qualquer partícula de fibra.*

Perguntas:

1. *Quais são os teores presentes na fibra bruta.*

2. *A matéria-prima é tratada com um ácido diluído e, em seguida, com um alcalino diluído.*

3. *Qual deve ser o nível mínimo e máximo de fibra bruta na dieta de bovinos em lactação e de pintos em crescimento?*

4. *Anote a percentagem de fibra bruta dos alimentos mais comuns disponíveis na sua localidade.*

5. *Calcular a percentagem de fibra bruta nos alimentos para animais, com base na matéria seca e na matéria fresca, se-*

a. *Peso do cadinho vazio31 ,8 g*

b. *Peso do cadinho com o resíduo antes da incineração 32,4 g*

c. *Peso do cadinho mais cinzas32,1 g*

d. *Peso das amostras de alimentos para animais1 ,9 g*

e. *Matéria seca da   ração035%*

15. MÉTODO DE ESTIMATIVA DO EXTRACTO ISENTO DE AZOTO

O extrato isento de azoto (ENN) é uma porção não celulósica dos hidratos de carbono dos alimentos e é uma fonte não específica de energia para o animal. Esta fração representa cerca de 40% do peso seco dos alimentos forrageiros e 70% dos alimentos basais. A proporção de NFE estará inversamente relacionada com o teor de proteínas dos alimentos concentrados. Uma vez que o NFE é a diferença entre o peso real da amostra e a soma dos pesos da água, do extrato etéreo, da proteína bruta, da fibra bruta e das cinzas. Por conseguinte, o seu valor numérico é afetado pelos erros analíticos destes cinco elementos, bem como pela falta de precisão da determinação da fibra bruta na separação das categorias funcionais de hidratos de carbono, uma vez que se trata de uma mistura de todos os amidos e açúcares, mais alguma hemicelulose e grande parte da lenhina.

Princípio

O NFE é determinado subtraindo de 100 a percentagem de proteína bruta, extrato etéreo, fibra bruta e cinzas totais com base na matéria seca e incluindo a humidade com base na alimentação, respetivamente.

Cálculos

NFE (% com base na alimentação) = 100 - (Humidade% + PC% + EE% + CF% + Cinza total %)

NFE (% com base na MS) = 100 - (CP% + EE% + CF% + % de cinzas totais)

NOTA:

> O NFE também pode ser calculado subtraindo as percentagens de PC, EE e CF da percentagem de matéria orgânica (OM).

> A matéria orgânica é obtida subtraindo a percentagem de cinzas totais de 100 ou através da adição da percentagem de PC, EE, CF e NFE.

> O teor total de hidratos de carbono da ração pode ser obtido pela adição de CF e NFE ou pela supressão de CP e EE da OM ou pela supressão de CP, EE e cinzas totais da MS.

Perguntas:

1. *Qual é o inconveniente na estimativa da NFE?*
2. *Qual é a diferença entre fibra bruta e NFE?*
3. *Se as cinzas, a fibra bruta, o extrato etéreo e a proteína bruta de*

uma determinada amostra de alimento para animais forem, respetivamente, 95, 365, 38 e 155 g por kg, com base na matéria seca. A matéria seca do alimento é de 35%. Calcular o teor de NFE na ração em base de matéria seca e fresca.

4. Se uma determinada amostra de alimento contém 89% de matéria orgânica com base na MS, qual será a % de NFE, se os teores de fibra bruta, proteína bruta e extrato etéreo forem 23, 17,5 e 2,5%, respetivamente.

16. MÉTODO VONSOEST DE ANÁLISE DAS FIBRAS NOS ALIMENTOS PARA ANIMAIS

P. J. Van Soest (1963) desenvolveu um método para resolver os defeitos do princípio da estimativa da fibra bruta e da FDN por análise de proximidade. O conceito subjacente a este método é que as células vegetais podem ser divididas em paredes celulares menos digeríveis e conteúdos celulares mais digeríveis quando refluxadas em soluções de detergente neutro e detergente ácido. É por isso que também é conhecido como método detergente de análise das fibras. O método Von Soest de   análise das fibras é apresentado no seguinte esquema:

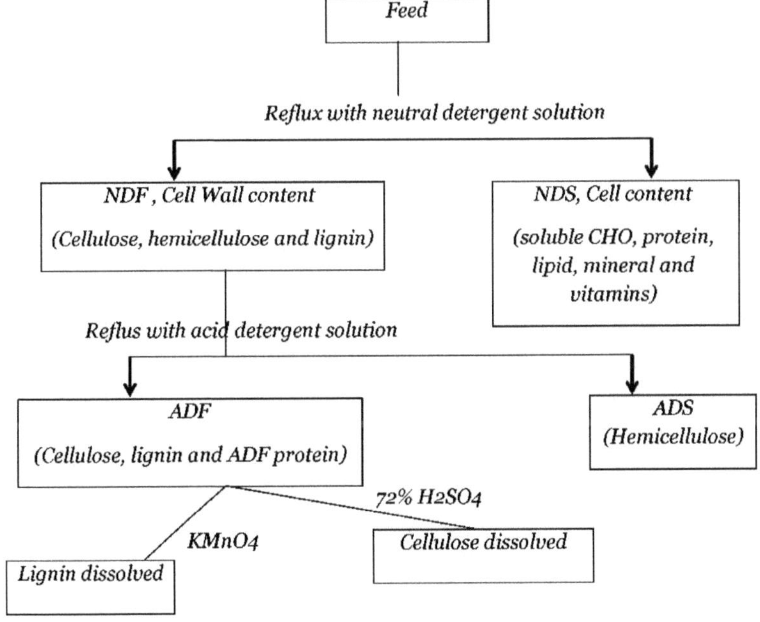

17. MÉTODO DE ESTIMATIVA DAS FIBRAS EM DETERGENTE NEUTRO

Quando qualquer alimento para animais é tratado com a solução de detergente ácido, diferencia-se em porções solúveis e insolúveis. A parte solúvel representa o conteúdo celular, enquanto a parte insolúvel representa o conteúdo da parede celular (fibra) do alimento. Este teor de parede celular é conhecido como fibra detergente ácida (ADF).

Princípio

O procedimento de detergente neutro divide a matéria seca dos alimentos muito perto do ponto que separa os constituintes nutritivamente disponíveis (98%) e solúveis daqueles que são incompletamente disponíveis e dependentes da fermentação microbiana. O conteúdo celular é determinado como a diferença entre a percentagem de parede celular e 100%.

Equipamento

> Aparelho de refluxo

> Copo alto sem bico

> Balão de fundo redondo como condensador

> Cadinho de vidro sinterizado de grau 1

> Equilíbrio

> Bomba de vácuo

> Placa de aquecimento

> Frasco de lavagem

> Forno de ar quente

> Forno de mufla

Reagentes

> Solução de detergente neutro:

Água   destilada1000ml

Lauril sulfato de sódio 30g

Etileno diamino tetra acetato dissódico (EDTA) desidratado 18,61g

Borato de sódio decahidratado 6,81g

Hidrogenofosfato de sódio (anidro) 4,56g

2-etoxietanol (éter monoetílico de etilenoglicol) 10ml

Colocar o *EDTA* e o *Na2B4O7.10H2O* num copo grande, adicionar um pouco de água destilada, aquecer até dissolver e adicionar à solução que contém lauril sulfato dissódico e 2-etoxi etanol. Colocar o *Na2HPO4* num copo, adicionar um pouco de água destilada, aquecer até dissolver e adicionar à solução que contém os outros ingredientes. Verificar o intervalo de pH entre 6,9 e 7,1. Se a solução for corretamente preparada, raramente é necessário ajustar o pH.

> *Decahydronaphthalene (Decalin)*

> *Acetona*

> *Sulfito de sódio*

Procedimento

Colher amostras secas ao ar de 0,5 a 1,0 g

↓

Adicionar 100 ml de solução detergente neutra pré-aquecida

↓

Adicionar 2 ml de decalina

↓

Adicionar 0,5 g de sulfito de sódio

↓

Refluxo durante 60 minutos
Filtrar o regente num cadinho previamente tarado, lavar 3 vezes com água quente sob vácuo, retirar o vácuo, desfazer o tapete e lavar o cadinho com água quente

↓

Lavar duas vezes com acetona, duas vezes da mesma maneira, secar por sucção e manter a 100º C durante 8 horas ou durante a noite

↓

Pesar, isto é, a percentagem de FDN (constituinte da parede celular) e calcular o material solúvel em células subtraindo este valor a 100

↓

Incinerar o resíduo a 500 - 550ºC durante 3h e pesar; o conteúdo restante é cinza insolúvel em detergente neutro

Cálculos

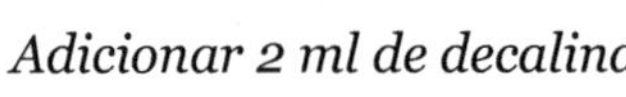

(Peso do cadinho + Componentes da parede celular) - Peso do cadinho

FDN (%) =x   *100*

Peso da amostra seca

Conteúdo celular (%) = 100 - FDN

(Peso do cadinho + cinzas) - Peso do cadinho

Cinzas insolúveis em detergente neutro (%) = x 100

Peso da amostra seca

Perguntas:

1. Indicar as limitações da análise das fibras no sistema Weende de análise dos alimentos para animais.

2. Calcular os teores de FDN em base de matéria seca numa amostra de alimento para animais

com 90% de MS, se os teores celulares forem de 43% em base fresca.

3. Calcular a percentagem de FDN e o teor de células na amostra de alimento para animais, em base seca e fresca, se-

a. Peso dos cadinhos vazios54   g

b. Peso do cadinho com a fibra de detergente neutro55   ,25 g

c. Peso da matéria seca tomada como amostra 2 g

d. Matéria seca da   ração35%

18. MÉTODO DE ESTIMATIVA DAS FIBRAS EM DETERGENTE ÁCIDO

A fibra em detergente ácido (ADF) é utilizada para estimar o teor de hemicelulose e lenhina dos alimentos para animais.

Princípio

O procedimento ADF fornece um método rápido para a determinação da lignocelulose em alimentos para animais. O resíduo também inclui sílica. A diferença entre as paredes celulares e a ADF é uma estimativa da hemicelulose; no entanto, esta diferença inclui algumas proteínas ligadas às paredes celulares. O ADF é utilizado como etapa preparatória para a determinação da lenhina.

Equipamento

> *Igual ao NDF*

Reagentes

> *Ácido sulfúrico 1N*

> *Brometo de cetiltrimetilamónio (CTMB)*
Adicionar 20 g de CTMB a um litro de ácido sulfúrico 1N

> *Decahydronaphthalene (Decalin)*

> *Acetona*

> *n - Hexano*

Procedimento:

Colher amostras secas ao ar de 0,5 a 1,0 g

Adicionar 100 ml de solução de detergente ácido à temperatura ambiente

Adicionar 2 ml de decalina e ferver durante 5 a 10 minutos e depois refluxar durante 60 minutos

Filtrar o regente num cadinho previamente tarado, lavar 3 vezes com água quente sob vácuo, retirar o vácuo, desfazer o tapete e lavar o cadinho com água quente

Lavar duas vezes com a acetona, duas vezes ou até não remover mais cor, da mesma forma e aspirar para secar

O hexano deve ser adicionado enquanto o cadinho ainda contém alguma
acetona

Secar o cadinho a 100° C durante 8 horas ou durante a noite

$\downarrow$

Pesar, isto é percentagem de ADF

Cálculos

(Massa do cadinho + fibra) - Massa do cadinho

$$ADF (\%) = x \quad 100$$

Peso da amostra seca

Hemicelulose (%) = NDF- ADF

Perguntas:

1. Calcular a percentagem de ADF na amostra de alimentos para animais em relação à matéria seca
e base fresca, se
a. Peso do cadinho vazio 58 g
b. Peso do cadinho com detergente ácido insolúvel 58,9 g
c. Peso da matéria seca tomada como amostra 2 g
d. Matéria seca do   alimento 30%

2. Calcular o teor de FDN, FAD e hemicelulose na amostra de alimentos para animais
em matéria seca e fresca, se
a. Peso do cadinho vazio 60 g
b. Peso do cadinho com detergente ácido insolúvel 60,8 g
c. Peso do cadinho com detergente neutro insolúvel 61,3 g
d. Peso da matéria seca tomada como amostra 2 g
e. Matéria seca do   alimento 25%

19. MÉTODO DE ESTIMATIVA DA LENHINA E DA CELULOSE EM DETERGENTE ÁCIDO

Princípio

No procedimento da lenhina com detergente ácido, o procedimento da fibra detergente ácida (ADF) é utilizado como passo preparatório. O detergente remove as proteínas e outros materiais solúveis em ácido que poderiam interferir com a determinação da lenhina. O resíduo de ADF é constituído por celulose, lenhina, cutina e cinzas insolúveis em ácido (principalmente sílica); o tratamento com ácido sulfúrico a 72% dissolve a celulose. A cinzasimagem do resíduo determinará a fração de lenhina bruta, incluindo a cutina.

Equipamento

> *O mesmo que o necessário para a estimativa do FDN*

> *Tabuleiro de vidro*

> *Forno de mufla*

Reagentes

> *72% Ácido sulfúrico*

Procedimentos:

Preparar fibras de detergente ácido

Colocar o cadinho no tabuleiro de vidro. Coloque uma extremidade do tabuleiro 2 cm mais alta para que o ácido escorra para fora dos cadinhos

Cobrir o conteúdo do cadinho com H2SO4 a 72% arrefecido e agitar com uma vareta de vidro, quebrando todos os grumos. Encher o cadinho até cerca de metade com ácido, voltar a encher e agitar de hora a hora

Após 3 horas, filtrar o máximo de ácido possível com vácuo e lavar com água destilada quente até ficar isento de ácido

Secar o cadinho a 1000C durante 8 horas ou durante a noite

↓

Incendiar o cadinho na mufla, arrefecer e pesar

Cálculos

Lenhina em detergente ácido (ADL, %)

(Peso do cadinho + lenhina) - (Peso do cadinho + Cinzas)

=   X 100

Peso da amostra seca

Celulose (%) = ADF- (Lenhina + Cinzas)

Perguntas:

1. Calcular a percentagem de ADL e de celulose na amostra de alimento para animais
em matéria seca e fresca, se

a. Peso do cadinho vazio45 g

b. Peso do cadinho com lenhina45   ,4 g

c. Peso do cadinho com cinzas45 ,1 g

d. Peso da matéria seca tomada como amostra2   g

e. Matéria seca do   alimento30%

20. MÉTODO DE ESTIMATIVA DO CÁLCIO

O cálcio é um dos principais minerais necessários para o crescimento e a produção correctos dos animais. Este método foi apresentado por Talpatra et al. em 1940.

Princípio

O cálcio está presente nas cinzas sob a forma de carbonato e de óxido. Quando as cinzas são tratadas com ácido clorídrico, os sais são convertidos em cloreto de cálcio, que por sua vez é precipitado como oxalato de cálcio pela adição de oxalato de amónio. O oxalato de cálcio é convertido em ácido oxálico livre por adição de ácido sulfúrico, que é titulado com uma solução padrão de permanganato de potássio (N/10). O volume de permanganato de potássio N/10 utilizado na reação é multiplicado pelo fator 0,002 para obter o cálcio presente na amostra, tomado para precipitação. A reação processa-se do seguinte modo

$CaCO_3 + 2HCl \wedge CaCL + H_2O + CO_2$

$CaCh + (NH)_2C_2O_4 \wedge CaC_2O_4 + 2\ NH_4Cl\ (precipitado)$

$CaC_2O_4 + H_2SO_4 \wedge H_2C_2O_4 + CaSO_4$

$5H_2C_2O_4 + 2KMΠO_4 + 3H_2SO_4 \wedge K_2SO_4 + 2MnSO_4 + 8H_2O + 10CO_2$

O cálcio é precipitado a um pH 4,0 para evitar a interferência do fosfato.

Equipamento

> Copo

> Cilindro de medição

> Pipeta

> Bureta

> Funil

> Vareta de vidro

> Aquecedor

> Papel de filtro Whatman No.-40

Reagentes

> 1:2 HCl

> 1:4 Licor de amoníaco

> Solução saturada de oxalato de amónio

> *Indicador vermelho de metilo*

> *1:4 Ácido sulfúrico*

> *N/10 Permanganato de potássio*

Procedimento:

Colher uma alíquota de 25 ml de extrato mineral (de fezes e de fezes) ou 50 ml (de
urina) num copo de 250 ml

Adicionar 10 ml de HCl 1:2 e adicionar Adicionar 10 ml de
solução saturada de
oxalato de amónio

Adicionar 1-2 gotas de
indicador vermelho de metilo

Ajustar o pH do conteúdo com amoníaco de licor 1:4 ou 1:2HCl
até aparecer
a cor
rosa (em que o pH é cerca de 4, o que
é mais adequado para a precipitação de Ca)

Ferver o conteúdo até ao aparecimento das primeiras bolhas e manter o
copo
durante a noite sob o abrigo da luz solar.

No dia seguinte, filtrar o conteúdo com papel de filtro Whatman n.º 40,
retendo o mais possível o precipitado

Lavar 6 vezes o copo com DW quente e 6 vezes o papel de filtro,
transferindo todo o precipitado para o papel de filtro
no final da lavagem do copo

Transferir o papel de filtro juntamente com o precipitado e espalhá-lo nos
lados do copo

Lavar o precipitado com 10 ml de H2SO4 1:4 para dissolver o precipitado

Dar 2-3 lavagens a quenteDWwashing

Transferir o papel de filtro para o funil depois de ter gotejado todo o material presente no papel de filtro

Ferver o conteúdo até aparecerem as primeiras bolhas (70 - 80º C)

Titular imediatamente com N/10 KMnO4 até que a cor rosa cor-de-rosa

Transferir de novo o papel de filtro para o copo, misturar bem, não macerar e espalhar no lado do copo

Espalhar o papel de filtro na parte lateral do copo, lavá-lo com água quente e retirá-lo do copo

Se a cor rosa desaparecer, titular ainda mais com N/10 КМПО4 até que a cor rosa apareça e persista 1-2 minutos

Registar o volume de N/10 KMnO4 consumido

Calcular a quantidade de cálcio multiplicando um fator de 0,002

Derivação do fator

$CaCO3 + 2HCl \wedge CaCl2 + HO + CO2$

$CaCl2 + (NH4)2C2O4 \wedge CaC2O4 + 2 NHfCl$

(precipitado)

$CaC2O4 + H2SO4 \wedge H2C2O4 + CaSO4$

$5H2C2O4 + 2KMnO4 + 3H2SO4 \wedge K2SO4 + 2MnSO4 + 8H2O + 10CO2$

Uma molécula de H2C2O4 é equivalente a uma molécula de Ca.

Cinco moléculas de H2C2O4 são equivalentes a cinco moléculas de Ca.

2KMnO4 equivalente a 5H2C2O4

*2 *i58g КМПО4 é equivalente a 5x40g Ca.*

0,00316g КМПО4 é equivalente a 200 x 0,00316 /2x158 = 0,002g

N/10 KMnO4 = 3,16g em um litro = 0,00316g em um ml

Perguntas:

1. *Porque é que o ácido sulfúrico é adicionado ao precipitado.*
2. *Anotar o teor de cálcio dos alimentos para animais mais comuns.*
3. *Calcular o teor de cálcio nas amostras de alimentos para animais em relação à matéria seca*

e base fresca se-

a. *Leitura inicial na bureta7   ml*
b. *Leitura final na bureta18   ml*
c. *Massa da amostra utilizada para a preparação da substância solúvel em ácido*

extrato 5 g

d. *Teor de matéria seca da amostra 30%*

21. MÉTODO DE ESTIMATIVA DO FÓSFORO

Para além do cálcio, o fósforo é também um dos principais minerais necessários para o crescimento e a produção adequados, sendo normalmente deficiente nas forragens.

Princípio

O fósforo presente na solução de extrato de HCl é precipitado como fosfomolibdato de amónio na presença de ácido nítrico concentrado. O precipitado é lavado até ficar isento de ácido e dissolvido num volume conhecido de NaOH. O excesso de álcali é novamente titulado com HCl ou H2SO4 para saber a quantidade exacta de NaOH necessária.

1 ml de N/7 NaOH = 0,0001925 g de fósforo

Equipamento

> *O mesmo que em Ca, juntamente com papel de filtro Whatman n.º 42*

Reagentes

> *20% Molibdato de amónio*

> *N/7 HNO3*

> *N/7 NaOH*

> *HNO3 concentrado*

> *Fenolftaleína*

> *3% KNO3*

> *2% HNO*

Procedimento:

Colher uma alíquota de 25 ml de extrato mineral (de alimentos, fezes ou urina)
num copo de 250 ml

Adicionar 10 ml de molibdato de amónio a 20%.

Adicionar 10 ml de HNO3 concentrado quando estiver quente (sem coagulação)
, agitando
bem para obter uma precipitação eficaz

.

↓

*No dia seguinte, filtrar o conteúdo com papel de filtro Whatman n.º 42
, retendo o precipitado tanto quanto possível*

↓

*Efetuar duas lavagens do copo e do papel de filtro
com 10 ml de*
*HNO3 a 2% cada, seguidas de seis lavagens do copo e do papel de filtro
com KNO3*
a 3%

↓

*Transferir o papel de filtro juntamente com o precipitado
para o copo, adicionar 5-10ml de DW arrefecida, triturar
bem o papel de filtro*

↓

*Adicionar 2-3 gotas de fenolftaleína e titular com NaOH N/7
até ao aparecimento da cor
rosa*

↓

*Adicionar 4-5 ml de
NaOH N/7*

↓

Titular de novo com N/7 HNO3 até que a cor rosa desapareça

↓

*Determinar o volume real de N/7NaOH consumido,
deduzindo o volume de N/7 NaOH utilizado na titulação de retorno
do volume total de N/7NaOH adicionado*

↓

*Calcular o teor de fósforo multiplicando-o por 0.0001925g/ml
N/7 NaOH consumido*

Derivação do fator

$2(NH_4)_2\ 12MoO_3\ PO_4 + 46\ NaOH\ '\ 2(NH)_2.HPO_4 + MoO_4\ PO_4 +$
$23Na_2Mo\ PO_4 + 2H_2O$

46 x 40 é equivalente a 2 x 31

1 é equivalente a 62/1840 = 0,0337

40/7000 é equivalente a 0,0337x0,0057 x 40/ 7000 =
0.0001925g

Perguntas:

*1. Escrever o teor de fósforo dos alimentos mais comuns
coisas.*

*2. Calcular o teor de fósforo na amostra de alimento para animais em
base seca
matéria e base fresca, se-*

a. Volume da solução de NaOH N/7 utilizada15   ml

b. Volume de N/7 HNO3 utilizado6   ml

*c. Peso da amostra utilizada para a preparação do mineral solúvel em
ácido
mistura 5 g*

d. Teor de matéria seca da amostra25%

22. MÉTODO DE DETECÇÃO DE FACTORES ANTINUTRICIONAIS NOS ALIMENTOS PARA ANIMAIS

Os factores antinutricionais são as substâncias presentes na alimentação que, por si só ou pelos seus produtos metabólicos que surgem no sistema, interferem com a utilização dos alimentos, reduzem a produção ou afectam a saúde dos animais. São classificados da seguinte forma:

Factores antinutricionais	Alimentos para animais
Compostos que interferem na utilização de proteínas	
Inibidor da protease	Sementes de soja e de outras leguminosas
Hemaglutininas	Sementes de rícino, soja
Saponinas	Alfafa, soja
Taninos	Todas as plantas vasculares, farinha de sementes de sal
Compostos que interferem na utilização de minerais	
Ácido fítico	Sêmea de cereais, sésamo, bagaço de colza, soja, bagaço de algodão
Ácido oxálico	Palhinhas, kadabies, erva napier, beterraba
Glucosinolatos	Colza, mostarda, nabo
Gossipol	Sementes de algodão
Compostos que interferem na utilização de minerais e vitaminas	
Anti-vitaminas	Alfafa, farinha de linhaça
Mimosina	Subabul
Cianogénios	Mandioca, sorgo, erva do Sudão, bagaço de borracha, sementes de linho
Nitratos	Forragem de aveia, couve chinesa, forragem de sorgo
Alcalóides	Sementes de tremoço
Fitoestrogénios	Berseem, luzerna, soja
Micotoxinas	Bolo de amendoim, outras farinhas

	de sementes oleaginosas, grãos de cereais
Substâncias diversas	
Triterpenóides (Nimbin, Azaderichitin)	Farinha de sementes de neem
Karanjin, Pongamelenin	Bolo de Karanj
Vicin, convicin	Favas
Fungos, bactérias, vírus, etc. Metais pesados, pesticidas	

Taninos

Recolher 10 g de amostra de alimento para animais, triturá-la e tratá-la com éter de petróleo para a tornar isenta de gordura. Manter esta amostra desengordurada em álcool durante a noite e, em seguida, decantar o sobrenadante. Este é o extrato alcoólico das amostras. Tomar 10 ml de extrato alcoólico da amostra e adicionar algumas gotas de $FeCl_3$ a 10%. A cor azul intensa indica a presença de taninos.

Alcalóides

Acidificar o extrato alcoólico da amostra com H_2SO_4 e dividi-lo em duas partes,

I. A uma parte adicionar o reagente de Mayer (dissolver 1,36 g de cloreto de mercúrio em 60 ml de água destilada e 5 g de KI em 10 ml de água destilada, misturar as duas soluções e completar o volume até 10 ml com água destilada). O aparecimento de um precipitado cinzento indica a presença de alcalóides.

II. A outra parte adicionar o reagente de Wagner (dissolver 1,27 g de iodo e 2 g de KI em 5 ml de água e completar a solução até 100 ml com água destilada). O aparecimento de um precipitado castanho indica a presença de alcalóides.

Resinas

Deitar algumas gotas de extrato alcoólico da amostra num tubo de ensaio cheio de água destilada. O aparecimento de uma turvação branca na parte superior dos tubos de ensaio indica a presença de resinas.

Inibidor da tripsina

A 5 ml de extrato alcoólico da amostra, adicionar 1% de solução de tripsina e 1-2% de indicador de ninidrina. Manter na incubadora a 37ºC durante uma hora. O aparecimento de cor preta indica um teste +ve para o inibidor de tripsina (teste negativo com cor-de-rosa).

Noutro método, a atividade de tripsina da farinha de soja pode ser estimada por solução de ureia-fenol-vermelho (para preparar a solução de ureia-fenol-vermelho, dissolver 0,14 g de ureia-fenol-vermelho em 7 ml de NaOH 0,1 N e 35 ml de água destilada).

Dissolver 21 g de ureia em 300 ml de água destilada. Misturar estas duas soluções e titular até à cor âmbar com H_2SO_4 0,1N): Na farinha de soja estão presentes o inibidor de tripsina, as hemaglutininas e a enzima urease. Os dois primeiros factores antinutricionais deprimem a utilização das proteínas, ao passo que a urease não apresenta qualquer problema prático para os animais monogástricos, mas é preocupante para os alimentos para ruminantes; a atividade da urease nos alimentos para animais é uma indicação do nível de cozedura ou transformação aplicado durante a preparação da farinha de soja. A enzima urease é desnaturada aproximadamente à mesma velocidade que os inibidores da tripsina e é mais fácil efetuar o ensaio da enzima urease do que o dos inibidores da tripsina. Por conseguinte, a análise da urease é aceite pela indústria dos alimentos para animais em todo o mundo para monitorizar a qualidade da farinha de soja. Uma atividade excessiva da urease também indica a presença de inibidores da tripsina.

	Atividade da urease	Urease gama	Avaliação
Partículas vermelhas não visíveis	Inativo	0.00	Cozinhado demais
Poucas partículas vermelhas dispersas	Ligeiramente ativo	0. 05-0.10	Cozinhado corretamente
Cerca de 25% de partículas vermelhas	Moderadamente ativo	0.20	Cozinhado corretamente
Cerca de 50% mais partículas vermelhas	Muito ativo	Acima 0.20	Sub cozinhado

Devido à escassez e aos preços elevados dos ingredientes dos alimentos para animais, a adulteração é um dos principais problemas. A qualidade dos alimentos para animais pode ser examinada através de diferentes técnicas:

1. Microscopia de alimentação

2. Ensaios químicos

Microscopia de alimentação

O principal objetivo da microscopia dos alimentos para animais é identificar e avaliar os ingredientes dos alimentos para animais e as matérias estranhas, isoladamente ou numa mistura, através de características superficiais (microscopia estéreo) ou celulares (microscopia composta). A dimensão das partículas, a cor das partículas, a textura da superfície, a presença de bolores, os danos causados pelo calor, os insectos e a presença de contaminantes ou adulterantes podem ser detectados ao microscópio e comparados com os padrões esperados.

*I. **Método de rastreio:** Os alimentos para animais ou as misturas de alimentos para animais contêm diferentes tamanhos de partículas. Utilizando peneiras de 10, 20, 30 e 40 malhas, separar as partículas utilizando um agitador de peneiras ou uma peneiração manual. Se os alimentos para animais se apresentarem sob a forma de pellets, grânulos ou bagaços, reduzir a dimensão das partículas de modo a passarem através de um peneiro de 40 mesh, utilizando um moinho ou um almofariz ou pilão.*

*II. **Técnica de flotação:** Por vezes, no caso dos ingredientes/alimentos para animais, é necessário separar as fracções orgânica e inorgânica utilizando como solventes o tetracloreto de carbono ou o clorofórmio. Utiliza-se uma técnica de flotação em que a amostra é embebida no solvente e, em seguida, agitada e lentamente sedimentada até que as duas fracções estejam claramente separadas. A camada superior é de material orgânico e a camada inferior é de material inorgânico. Cada fração é retirada em placas de Petri e deixada a secar à temperatura ambiente. A utilização de tetracloreto de carbono ou clorofórmio também remove a gordura da amostra, o que contribui para um exame mais claro.*

Ensaios químicos:

*I. **Para metais pesados:** Colocar uma pequena quantidade de sal metálico ou do material a testar num tubo de ensaio e adicionar cerca de 10 ml de água destilada. De seguida, deitar três gotas de cada um dos reagentes acima referidos em locais diferentes de uma placa. Deitar duas gotas de solução metálica sobre estas manchas. Misturar bem os reagentes e observar a cor formada. Fazer corresponder a cor à tabela e detetar o metal.*

S. Não.	Metal	Carbonato de amónio (10%)	Sulfureto de amónio (20%)	Potássio Iodeto (1%)
1.	Antimónio	Branco	Laranja	Sem reação
2.	Arsénio	Sem reação	Amarelo	Sem reação
3.	Bário	Branco	Sem reação	Sem reação
4.	Bismuto	Branco	Castanho	Castanho

5.	Cobre	Azul claro	Preto	Castanho
6.	Chumbo	Branco	Preto	Brightor amarelo dourado
7.	Mercúrio	Branco	Preto	Curva verde para vermelho
8.	Zinco	Branco	Branco	Sem reação

II. Nitratos: *Colocar o material a testar numa placa branca. Adicionar 2-3 cristais de difenilamina, uma gota de água e uma gota de ácido sulfúrico concentrado. A presença de nitratos dá origem a uma cor azul intensa.*

III. Fosfatos: *Humedecer papel de filtro com amónio solução de molibadato e secar numa estufa e adicionar 1-2 gotas de amostras de ensaio, seguidas de uma gota de solução de benzidina e uma gota de solução saturada de acetato de sódio. O fosfato dá uma mancha ou anel azul.*

IV. Sulfatos: *Colocar o material a testar no vidro de relógio ou na placa de Petri e, em seguida, adicionar 2-3 gotas de ácido clorídrico e 1-2 gotas de cloreto de bário. Forma-se um precipitado branco.*

V. Enxofre (livre): *Colocar 1-2 g de amostra para análise num copo de 100 ml e adicionar 30 ml de ácido nítrico. Agitar e deixar repousar durante 2-3 minutos. Colocar alguns ml da amostra para ensaio num cadinho de porcelana, juntamente com 4-5 gotas de hidróxido de sódio. Evaporar a mistura até à secura numa placa quente e repetir a evaporação após a adição de 2-3 gotas de solução de cianeto de potássio. O resíduo é absorvido com 3-4 gotas de ácido sulfúrico e adicionam-se 2-3 gotas de cloreto férrico diluído. O enxofre é indicado por uma cor vermelha distinta.*

Testes de sais e outros ingredientes:

I. Carbonato: *Adicionar 4-5 gotas de ácido clorídrico frio e aquecer em banho de vapor. Observar a efervescência.*

II. Cloreto: *Colocar 1-2 g de amostra para análise num copo de 100 ml e adicionar 30 ml de ácido nítrico. Agitar e deixar repousar durante 2-3 minutos. Deitar 2-3 gotas de nitrato de prata. Forma-se um precipitado branco. Para confirmar o resultado, adicionar 3-5 gotas de hidróxido de amónio, o precipitado branco desaparece.*

III. Sal (cloreto de sódio): *Pesar 1 g de amostra e adicionar 100 ml* *de água destilada. Agitar e filtrar. Pipetar 1 ml de solução-padrão e adicionar 8 ml de solução de ácido nítrico, agitar e adicionar 1 ml de solução de nitrato de prata. Agitar e comparar a amostra de ensaio com a amostra padrão. A leitura deste teste deve ser efectuada no prazo de 5 minutos. Os sais produzem uma turvação branca.*

*IV. **Açúcar (sacarose):** Colocar 0,1 g de amostra num tubo de ensaio de 20 ml e adicionar 4-5 ml de água destilada. Segurar o tubo de ensaio num ângulo de 40-50º e colocar 0,05 g de pó de antrona no lado do tubo de ensaio. Adicionar cuidadosamente 2-3 gotas de ácido sulfúrico concentrado. A cor verde-azulada indica a presença de sacarose.*

*V. **Ureia:** Pesar 10 g de amostra para ensaio e adicionar 100 ml de água destilada. Agitar e filtrar com Whatmann n.º 4. Pipetar 2 ml de solução-padrão e de amostra para placas de porcelana branca. Adicionar 2-3 gotas de indicador vermelho de cresol e 2-3 gotas de solução de urease. Deixar repousar durante 3-5 minutos. Se a ureia estiver presente, formará um vermelho púrpura profundo que se espalha como uma teia de aranha, em contraste com a cor amarela do indicador. Comparar a amostra de teste com a amostra padrão de ureia. Este teste deve ser lido em 10-12 minutos.*

*VI. **Sangue:** Colocar algumas partículas da amostra de teste numa lâmina, imediatamente antes da utilização, misturar 4 partes de volume de N, N-dimetilanalina (A) com 1 parte de peróxido de hidrogénio a 3%. Adicionar 1-2 gotas do reagente (A) à amostra. Se houver sangue presente, desenvolver-se-á uma cor verde escura à volta da partícula, em contraste com a cor verde clara do reagente. Utilizar uma ampliação reduzida para efetuar a leitura.*

*VII. **Casco ou chifre:** Colocar 2-3 partículas da amostra para ensaio num prato de evaporação. Adicionar 5 ml de ácido acético glacial e deixar repousar durante 60 minutos. Se o casco ou o chifre estiverem presentes, a amostra de teste permanecerá dura e áspera. A gelatina tornar-se-á macia e inchada.*

*VIII. **Farinha de couro: Recolher** as partículas castanhas a pretas da amostra e colocá-las num petrídeo. Adicionar 3-5 gotas de molibdato de amónio e deixar repousar durante 5-10 minutos. A farinha de couro não sofrerá alterações de cor. A farinha de carne dá uma cor amarela esverdeada.*

*IX. **Ácido úrico:** Colocar 2-3 g de amostra para ensaio num copo de 100 ml e adicionar 50 ml de água destilada. Agitar e deixar repousar durante 2-3 minutos. Transferir a amostra para um prato de* *evaporação, pré-aquecido a cerca de 100° C numa placa quente ou num forno. Adicionar algumas gotas de ácido nítrico à parte lateral do prato de evaporação, de modo a que este escorra e molhe a partícula, evaporando-se em seguida até à secura no espaço de um minuto. Se o ácido úrico e/ou o seu sal estiverem presentes, a partícula de teste tornar-se-á laranja, vermelha a vermelha intensa quando o calor é aplicado.*

Adulterantes comuns de diferentes ingredientes de alimentos para animais:

Ingredientes para alimentação animal	Adulterantes
Bolo de amendoim	Casca de noz moída, ureia, bagaços de óleo não comestível
Bolo de mostarda	Sementes de Argimone maxicana, ureia, ingredientes fibrosos para alimentação animal
Farinha de soja	Ureia
Sêmea de arroz desidratada, sêmea de trigo	Casca de arroz moída, pó de serra
Farinha de peixe	Sal comum, ureia
Mistura mineral	Sal comum, pó de mármore, areia, pedra de cal
Melaço	Água

Alguns adulterantes de bolos podem ser determinados quimicamente:

I. Presença de bagaço de mahua em alimentos compostos para animais ou em bagaço de óleo bruto	O extrato aquoso do alimento para ensaio + Conc. H2SO4 resulta numa cor violeta ou rosa, indicando a presença de bagaço de mahua
II. Presença de sementes de argimona em bolo de mostarda	O extrato aquoso do alimento para animais testado + Conc. HNO3 resulta numa cor castanha avermelhada que indica a presença de sementes de argimona
III. Presença de ureia	1part de alimentos para ensaio + 3 partes de água e misturar, sobrenadante + algumas gotas de reagente DMAB (2g de dimetilamino

| | *benzaldeído dissolvido em 90ml de álcool metílico + 10ml de HCl), resultando numa cor amarela que indica a presença de ureia* |

Pergunta:

1. *Qual é a importância do teste qualitativo da amostra de alimentos para animais do ponto de vista da nutrição?*

23. MÉTODO LABORATORIAL DE FABRICO DE SILAGEM

A silagem é um material verde produzido por fermentação anaeróbica controlada de forragens verdes, mantendo o seu teor de humidade. O processo de conservação das forragens verdes é designado por ensilagem e o silo é o recetáculo onde é feita a silagem. O teor ótimo de matéria seca da forragem para a produção de silagem é de 25-35%.

A silagem de feno é a silagem preparada a partir de gramíneas e leguminosas geralmente destinadas a feno, em que a matéria seca é de 40 a 45%.

A silagem é a silagem que contém resíduos orgânicos animais (excrementos de aves de capoeira, camas de aves de capoeira, excrementos de suínos e estrume de bovinos). Trata-se de resíduos animais fermentados anaerobicamente que contêm outros ingredientes alimentares com a ajuda de bactérias produtoras de ácido lático.

Culturas adequadas para a produção de silagem

> *As culturas ricas em açúcares/carboidratos solúveis são as mais adequadas para a ensilagem, por exemplo, milho, jowar, bajra.*

> *As gramíneas cultivadas e naturais podem ser ensiladas com adição de melaço*

3 - 3.5%.

> *Mistura de gramíneas ou forragens de cereais e leguminosas como a berseem, a luzerna, etc., na proporção de 3:1.*

> *Forragens folhosas de leguminosas não debilitadas e forragem seca na proporção de 4:1.*

> *As culturas devem ser colhidas entre a floração e a fase de leite. Em geral, as culturas com caules grossos são conservadas sob a forma de silagem, enquanto as culturas com caules finos são conservadas como feno.*

Fases das culturas adequadas para ensilagem:

Culturas	Fases da ensilagem
Milho	Fase dentária
Aveia, sorgo e bajra	Fase do leite ou da massa
Berseem ou Lucerene	25-25% de floração

Gramíneas naturais	Na fase de floração

Preparação do silo

Um silo é uma estrutura estanque ao ar concebida para o armazenamento e a conservação de alimentos com elevado teor de humidade, como a silagem. Pode ser um silo vertical, como o silo de fosso, ou um silo horizontal, como o silo de bunker e o silo de trincheira. O silo de fosso é mais comum na Índia. Os fossos são escavados a uma profundidade de 2,4 - 3,0 m, com dimensões variáveis. O tamanho comum do fosso ou torre do silo é de 3 metros de diâmetro e 6 metros de altura ou 6 metros de diâmetro e 9 metros de altura. É necessário um metro cúbico de espaço para 400 kg de forragem. Por outras palavras, um pé cúbico de área de silo contém geralmente 18-22 kg de silagem. Durante a preparação do silo, deve ter-se em conta o seguinte

> O silo deve estar situado num local onde a silagem possa ser facilmente distribuída e deve estar afastado da sala de registo do leite para evitar que este fique com um sabor desagradável.

> As paredes devem ser impermeáveis para que a água não possa entrar no fosso do silo. As paredes podem ser feitas de cimento ou de tijolo e argamassa.

> O silo deve ser suficientemente profundo. Não deve ser pouco profundo. A profundidade depende do nível do lençol freático da localidade.

> O silo deve estar situado num terreno elevado.

> A dimensão do silo deve ser calculada com base no número de animais a alimentar e na duração do período de alimentação.

> O silo de forma cilíndrica é melhor devido à ausência de cantos e, geralmente, a altura do silo cilíndrico é o dobro do seu diâmetro.

Método laboratorial de ensilagem

I. Pegar num saco de polietileno de 45 x 60 cm.

II. As colheitas para ensilagem foram trituradas com 2 a 4 cm de comprimento e murchas até 35% de MS.

III.A cultura é bem misturada. Pode ser adicionado melaço para garantir a disponibilidade de hidratos de carbono solúveis para uma fermentação bacteriana eficaz, até uma percentagem de 3 a 3,5%. O sal e a ureia são adicionados a 0,5 e 1%, respetivamente, para melhorar a palatabilidade e o teor de azoto da silagem.

IV. O material é então embalado firmemente em sacos.

V. A extremidade aberta é perfeitamente selada e guardada num saco idêntico e colocada numa lata metálica ou numa aba de cimento.

VI. O espaço restante é preenchido com areia antes de fechar a tampa, minimizando assim a possibilidade de entrada de ar no saco de polietileno.

VII. O silo é então armazenado numa sala e aberto para amostragem após 4 a 6 semanas.

Perguntas:

1. Escrever os méritos e deméritos dos diferentes tipos de silos.

2. O raio de um silo cilíndrico é de 12 pés e pode conter 2145 quintais de silagem. Determine a sua altura em pés.

3. Calcule as dimensões de um fosso cilíndrico necessário para conter silagem suficiente para um efetivo de 50 vacas e 10 vitelos durante 150 dias. Suponha que são necessários 28 kg de silagem por vaca por dia e 15 kg de silagem por vitelo por dia. A altura do silo é o dobro do seu diâmetro.

4. Duas culturas A e B têm teores de matéria seca de 20 e 45%, respetivamente. Em que proporção devem ser misturadas para que a mistura resultante seja adequada para ensilagem?

24. TECNOLOGIA DOS ALIMENTOS PARA ANIMAIS

Tecnologia dos alimentos para animais

Aplicação de técnicas físicas, químicas, bioquímicas, biológicas e de engenharia para aumentar a utilização dos nutrientes dos alimentos para animais e das forragens

Alimento completo

Alimento nutricionalmente adequado para animais, formulado com recurso a uma fórmula específica composta para ser dada como única ração e capaz de manter a vida e promover a produção sem qualquer substância adicional, exceto água.

Concentrado

Um alimento utilizado com outro componente para melhorar o equilíbrio nutritivo do alimento total.

Vantagens da transformação de alimentos para animais e forragens

- *Para obter mais lucros*
- *Para alterar o tamanho das partículas*
- *Para alterar o teor de humidade*
- *Para alterar a densidade do alimento*
- *Para alterar a palatabilidade*
- *Para aumentar o teor de nutrientes*
- *Aumentar a disponibilidade de nutrientes*

Perguntas:

1. Definir os seguintes elementos:

a) Tecnologia dos alimentos para animais

b) Alimentação completa

c) Concentrado

2. Quais são os benefícios da transformação de alimentos para animais e forragens?

25. MÉTODOS DE TRANSFORMAÇÃO DE CEREAIS

MÉTODOS DE PROCESSAMENTO A SECO

Retificação

> Processo de redução do tamanho das partículas

> Mais simples e menos dispendioso

> A moagem pode variar de fina a grossa, mas a moagem média fina é a melhor

Vantagens da moagem:

ƒ Aumentar a área de superfície

ƒ Melhora a utilização dos alimentos

ƒ A mistura de diferentes ingredientes é facilitada / a segregação é evitada

ƒ Evita-se a alimentação selectiva

ƒ A palatabilidade é melhorada

Rolagem a seco

> Os grãos laminados ou rachados são geralmente preparados passando os grãos por um moinho de rolos.

> As propriedades do grão sob laminagem a seco e moagem são muito semelhantes

Estalar ou soprar

> O estalido é produzido pela ação do calor seco a 350-4500C durante 15-30 segundos

> Provoca uma expansão súbita do grão que rompe os grânulos de amido e, assim, o amido fica mais disponível para a microflora ruminal

> Aumenta a palatabilidade e a ingestão de alimentos em 5-10%

Micronização

> O processo é semelhante ao de estalar, exceto que o calor é fornecido sob a forma de energia infravermelha.

Extrusão

> A gelatinização do amido ocorre neste processo

> Utilizado para preparar alimentos para peixes

Assar

> É conseguido passando o grão através de uma chama a 1490C

> Inativa as enzimas ou os factores inibitórios

MÉTODOS DE PROCESSAMENTO POR VIA HÚMIDA

Imersão

> Os cereais embebidos em água durante 12-24 horas são utilizados na alimentação animal

> A imersão de alguns bolos elimina os factores tóxicos presentes na água

Rolamento a vapor

> Os grãos são submetidos a vapor vivo durante diferentes períodos de tempo, consoante a pressão utilizada antes da laminagem

> O pré-condicionamento sob pressão dos grãos aumenta a gelatinização do amido para 45-50%.

> Os grãos laminados a vapor são menos poeirentos do que os grãos laminados a seco

Processamento a vapor e descamação

> Este processo é uma modificação da laminagem a vapor

> Após o tratamento a vapor, os grãos passam pelo moinho de rolos. A tolerância estabelecida entre os rolos depende da planicidade dos flocos

Cozedura sob pressão

> Os grãos são cozinhados com vapor vivo a 50 psi durante 1,5 minutos numa câmara de pressão estanque ao ar.

Explosão

> Os grãos são submetidos a vapor a alta pressão (250 psi) durante cerca de 20 segundos, seguido de uma diminuição súbita para a pressão atmosférica

> Isto resulta numa rápida expansão do grão

> Produz um produto de baixa densidade

> É semelhante ao grão estalado

Reconstituição

> *O grão reconstituído é um grão maduro (10% de humidade) ao qual é adicionada água para aumentar o nível de humidade para 25-30%*

> *O produto húmido é armazenado num silo com limitação de oxigénio durante 14-21 dias*

> *Aumenta a solubilidade das proteínas dos cereais*

Peletização

> *É um alimento aglomerado formado por forçamento ou compactação da mistura de alimentos através de um molde por qualquer processo mecânico.*

Perguntas:

1. *Definir os seguintes elementos:*
a) *Estalar*
b) *Extrusão*
c) *Reconstituição*
d) *Micronização*
e) *Descamação*
2. *Quais são as vantagens da moagem de cereais?*

26. MÉTODOS DE TRANSFORMAÇÃO DE ALIMENTOS GROSSEIROS

Existem quatro métodos de obtenção de alimentos grosseiros: físico, químico, físico-químico e biológico. Mais uma vez, o método físico subdivide-se em seco e húmido.

Físico		Química
Método seco	Método húmido	
Enfardamento	Imersão	Hidróxido de sódio
Retificação	Verde picado	Hidróxido de cálcio
Peletização		Amoníaco
Cubagem		Ureia
Desidratação		

Tratamento com ureia

O tratamento com ureia é um procedimento muito barato e simples para aumentar a digestibilidade da palha de trigo. Os passos são os seguintes:

> Pegar em 100 kg de palha ou de feno e colocá-los no chão cimentado/pakka.

> Dissolver 4 kg de ureia de qualidade fertilizante em 30-40 litros de água e misturar até que se dissolva completamente.

> Pulverizar a solução de ureia com qualquer pulverizador sobre o lote de palha.

> Misturar bem a solução de ureia e a palha com um garfo manual (cerca de 5-6 voltas).

> Empilhar sob a cobertura de folhas de plástico/sacos de artilharia para obter condições anaeróbicas e deixar reagir durante cerca de 3 semanas.

> O tratamento com ureia melhora a qualidade nutricional da palha em termos de aumento do teor de azoto, melhoria da palatabilidade e digestibilidade da palha.

Pergunta:

1. Como é efectuado o tratamento com ureia das forragens grosseiras?

27. COMPOSIÇÃO DE ALIMENTOS PARA ANIMAIS

A composição dos alimentos para animais inclui a transformação dos ingredientes dos alimentos para animais com características físicas, químicas e nutricionais numa mistura homogénea adequada para obter a resposta nutricional desejada das aves.

O processo de composição dos alimentos para animais consiste em:

1) Retificação

2) Mistura

3) Processamento posterior como peletização, trituração

4) Embalagem

1) Retificação

É o primeiro e importante processo na composição de alimentos para animais. É o processo de redução do tamanho das partículas que ajuda a aumentar a superfície arevantaga. É um pré-requisito para a mistura, peletização ou extrusão.

Vantagens :

1. Aumento da superfície que facilita a ação das enzimas digestivas, melhorando a digestibilidade dos alimentos.

2. Evitar-se-á a segregação dos ingredientes dos alimentos para animais.

3. Melhorar a utilização dos alimentos e, consequentemente, aumentar o desempenho dos animais

4. A mistura, a granulação e a extrusão serão fáceis e eficazes.

5. A alimentação selectiva será reduzida ao mínimo

6. A palatabilidade dos ingredientes dos alimentos para animais será melhorada

7. O tempo de passagem da alimentação será reduzido

O moinho de martelos e o moinho de rolos são utilizados para a moagem na indústria alimentar.

a) Moinho de martelos: actua segundo o princípio da moagem por impacto para reduzir o tamanho das partículas do concentrado e da forragem, tanto a nível agrícola como comercial. O moinho de martelos é constituído por um cilindro ou rotor formado por várias placas, nas quais se encontram os martelos. No exterior do rotor existe um crivo de aço perfurado. O primeiro impacto do martelo contra a ração não a quebra de modo a que caia através do ecrã, o que é relatado e novamente atingido pelo martelo. Este processo continua até que todas as partículas reduzam o tamanho que permite a passagem através do ecrã. O soprador é utilizado para o transporte do produto após a moagem. O tamanho do orifício do crivo pode variar de um a outro.

A ponta do martelo desloca-se a 7000 a 25000 rpm.

Factores que afectam o desempenho do moinho de martelos

1) Diâmetro e forma da abertura do ecrã

2) Teor de humidade dos alimentos para animais

3) Velocidade periférica

4) Tipo de alimentação

5) Ponta do martelo

6) Largura do martelo

7) N.º de martelo

8) Fluxo de ar através do martelo

9) Taxa de alimentação

8. Moinho de rolos: actua segundo o princípio de corte, trituração e cisalhamento. É fabricado nos países ocidentais e consiste em dois rolos que rodam em direcções opostas. Os rolos são geralmente ondulados ou serrilhados.

2) Mistura

Trata-se de uma operação única que seria necessária na fábrica para a definir como fábrica de rações. O objetivo da mistura é misturar os ingredientes de uma determinada fórmula de modo a que cada pequena unidade do conjunto tenha as mesmas propriedades que a fórmula original. A mistura de alimentos para animais é de dois tipos: i) vertical e ii) horizontal

As misturas verticais são sobretudo utilizadas em pequenas indústrias de alimentos para animais e são muito dispendiosas. As misturas horizontais são de dois tipos:

a) Tipo de pá

b) Tipo de fita

Factores que afectam a mistura dos ingredientes dos alimentos para animais

i) Propriedades físicas dos ingredientes

ii) Conceção da mistura

3) Peletização

O processo de peletização consiste em forçar um alimento macio através de orifícios numa placa metálica para formar pellets compactados que são depois cortados num tamanho pré-determinado.

Quando se aplica uma compressão suficientemente controlada aos ingredientes "condicionados" da ração, estes formam uma massa densa, moldada de acordo com a matriz contra a qual são pressionados. Quando o calor e a humidade são novamente retirados (secos e arrefecidos), de modo a resistirem a um manuseamento moderadamente brusco sem quebra excessiva, conservam ou aumentam o seu valor nutritivo.

Pergunta:

1. Qual é a importância do teste qualitativo da amostra de alimentos para animais do ponto de vista da nutrição?

2. Escreva os princípios da composição de alimentos para animais?

3. Explicar a moagem e os diferentes moinhos utilizados na moagem?

4. Explicar o método de mistura?

AOAC. 2023. Method of Analysis. Association of Official Analytical Chemist (22ⁿᵈ Edn.) Washington, DC, 20044

Botsoglou, N.A. 1991. Determinação do gossipol livre em sementes e farinhas de algodão por espetrofotometria ultravioleta de segunda derivada. Journal of Science of Food and Agriculture. 39:478-482

Makkar, H.P.S., Blummel, M., Borowy, N.K., e Becker, K. 1993. Determinação gravimétrica de taninos e suas correlações com métodos químicos e de precipitação de proteínas. Journal of Science of Food and Agriculture. 61:161-165

Van Soest, P.J. 1990. Utilização de Detergentes na Análise de Alimentos Fibrosos. II. A Rapid Method for the Determination of Fiber and Lignin .Journal of Association of Official Analytical Chemists, 73:491-497

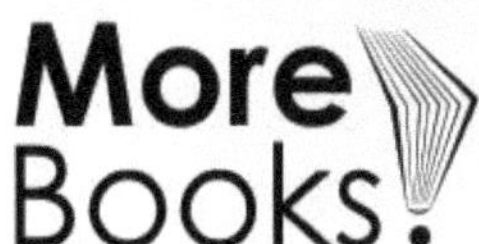

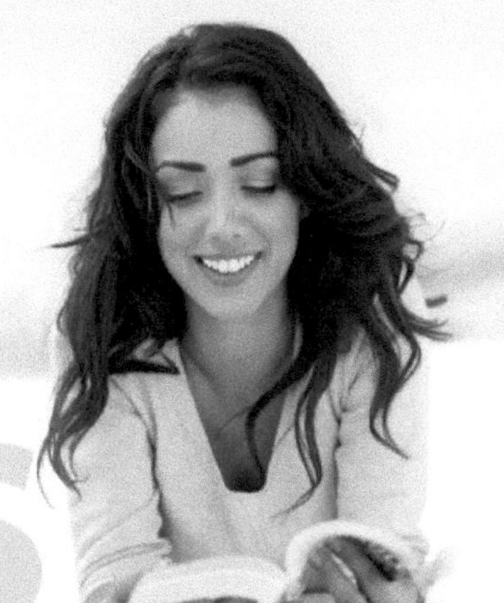

I want morebooks!

Buy your books fast and straightforward online - at one of world's fastest growing online book stores! Environmentally sound due to Print-on-Demand technologies.

Buy your books online at
www.morebooks.shop

Compre os seus livros mais rápido e diretamente na internet, em uma das livrarias on-line com o maior crescimento no mundo! Produção que protege o meio ambiente através das tecnologias de impressão sob demanda.

Compre os seus livros on-line em
www.morebooks.shop

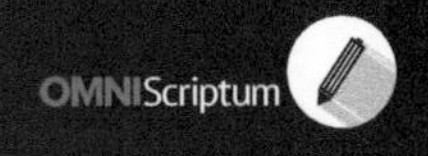

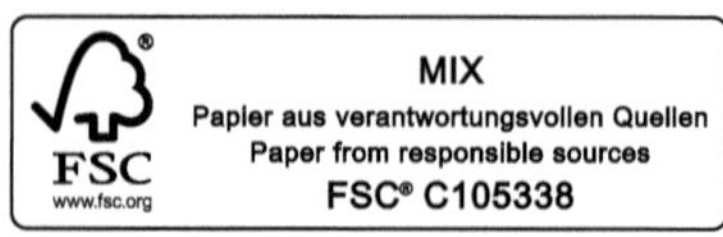

Printed by Books on Demand GmbH, Norderstedt / Germany